健康传播材料创作

系 列 丛 书

上海市加强公共卫生体系建设三年行动计划项目
（GWVI-6）
上海市加强公共卫生体系建设三年行动计划重点学科建设项目
（15GWZK1001、GWVI-11.1-44）

健康传播材料发布

魏晓敏　金　伟　主编

复旦大学出版社

丛书编委会

总主编 高晶蓉

副主编 唐文娟　钟蔚芝　朱跃国　丁　园
　　　　姜综敏　陈　德

编　委（按姓氏笔画排序）

　　　　丁　园　王　剑　王继伟　乐坤蕾

　　　　朱跃国　刘惠琳　宋琼芳　张成钢

　　　　张　璇　陈　德　金　伟　胡亚飞

　　　　钟蔚芝　姜综敏　高晶蓉　唐云龙

　　　　唐文娟　黄晓兰　董悦青　魏晓敏

本书编委会

主　　编　魏晓敏　金　伟
副主编　王继伟　乐坤蕾
编　　委　（按姓氏笔画排序）
　　　　　王继伟　方　越　乐坤蕾　刘梦婷
　　　　　宋琼芳　金　伟　周静锋　董圣洁
　　　　　曾　艺　魏晓敏

欣闻"指南" 喜见"规范"

健康是人类永恒的话题,而如何"说好"这个话题,则是我们健康教育与健康促进工作者永远需要研究的学问。

我还记得当年在卫生教育馆,我们制作卫生知识小册子来宣传传染病防治知识,做流动图片、开宣传讲座、办各种展览,还举行文艺演出:邀请上海滩人人皆知的周柏春和姚慕双来唱滑稽戏。为什么? 因为老一辈人都喜欢,只有从人们喜欢的事物入手,才能吸引他们的目光,让更多人愿意接受我们的健康教育。

社会在进步,时代在变化,健康教育的理念也应与时俱进。如何将单向的、指令与号召式的卫生宣传,转变为有针对性的、积极引导群众主动参与的健康教育? 健康传播材料创作,至关重要。

当下,人们接受健康信息的途径越来越多。这对于我们而言,既是机遇,也是挑战:当然,我们可以通过更多样的渠道与更广泛的覆盖,向群众开展工作;而另一方面,我们所要"给予"的,是不是群众所乐于"接受"的呢? 我们有专业知识,但同时更要懂得如何"用好"我们的专业知识。

深感欣慰的是,上海市健康促进中心主动承担起专业支持的重任:他们组织编写了这套健康传播材料创作系列丛书——从平面材料制作、视频材料制作到新媒体材料制作,甚至包括健康传播材料的发放技巧、效果评估,等等。在我看来,这是为全国健康教育与健康促进工作者提供"指南"与"规范":如何用既科学又有趣的方法,既严谨又活泼的形式,既权威又亲切的态度,来创作我们的健康传播材料? 这套丛书,会给你答案。

我始终认为,健康教育与健康促进工作者,必须感受时代的脉动,必须触摸心灵的温度,"同呼吸,共命运",才能真正为人民群众带来健康福祉。

胡锦华

2025 年 2 月

前言

　　健康传播是以健康为出发点,运用各种传播媒介、渠道和方法,为维护和促进人类健康而获取、制作、传递、交流、分享健康信息的过程。在信息高速发展的当今社会,健康传播愈发受到社会各界的广泛关注。它不仅是健康教育和健康促进的重要手段和策略,而且在提高患者依从性、医患沟通、应对突发公共卫生事件以及风险沟通等方面也发挥着重要作用。健康传播材料是开展健康传播活动的常用工具,在健康传播活动中占据着重要的地位,是传播学中科学性和艺术性的具体体现。健康传播材料能将健康知识传递至受众群体,决定了健康信息触及受众的"最后一公里"。在国家卫生健康委员会近期发布的《健康教育人员专业能力建设标准》中,将健康传播材料的发放与使用列为传播与沟通领域的重要能力之一。目前,医疗卫生机构和专业人士对健康传播热情高,但对健康传播材料发布方面的基本原则和要求还了解得不够透彻,对于如何发布传播材料没有全面的认识。部分传播材料在发布前没有进行需求评估和预实验,在一定程度上影响了传播效果和预期目的的实现,也造成了资源浪费。

　　为了满足专业人员提高健康传播技能、提升专业素养的需求,上海市健康促进中心组织专业机构、相关高校以及不同学科、不同领域的专家学者,共同编写了本书。本书共分为六个章节,分别从健康传播概要、健康传播材料发布的工作机制、发布策略、突发公共卫生事件的健康传播材料发布及发布评价等方面,对健康传播材料发布的策划、实施和评估进行了全流程梳理和介绍。编写过程中,本书结合实战案例介绍了健康传播材料在不同发布场景中的应用,力求将传播理论、实用方法和具体案例融为一体,突出专业性和实用性特点,以期更好地解答医疗卫生专业机构和人员在传播材料发布过程中遇到的各类问题。本书可供医疗卫生专业机构和人员培训使用,同时也可为其他参与健康传播的社会人士提供参考。

编者

2025 年 2 月

目 录

第一章 当今社会的传播之变 ………………………………………… 1
  第一节 风险社会 ………………………………………………………… 1
  第二节 全媒体时代的机遇与挑战 ……………………………… 6

第二章 健康传播概要 ……………………………………………… 11
  第一节 健康传播及其理论介绍 ……………………………… 11
  第二节 健康传播材料的概念、内容和范围 ……………… 20
  第三节 健康传播材料发布的目的和作用 ………………… 22
  第四节 健康信息生成与发布指南 ……………………………… 26
  第五节 健康传播材料的制作步骤 ……………………………… 33

第三章 健康传播材料发布的工作机制 ……………………… 37
  第一节 审核把关机制 ……………………………………………… 37
  第二节 舆情研判与风险评估机制 ……………………………… 48
  第三节 准备协调机制 ……………………………………………… 54

第四章 健康传播材料发布的发布策划 ……………………… 62
  第一节 传统媒介发布 ……………………………………………… 62

第二节　新闻方式发布 ………………………………………………… 76

第三节　自媒体发布 …………………………………………………… 85

第四节　利用大型活动发布 …………………………………………… 91

第五章　突发公共卫生事件中的健康传播材料发布 …………………… 100

第一节　危机传播 ……………………………………………………… 100

第二节　突发公共卫生事件的危机问题 ……………………………… 104

第三节　突发事件中健康传播材料发布 ……………………………… 108

第六章　健康传播材料发布的评估 ……………………………………… 118

第一节　健康传播材料发布的过程评价 ……………………………… 118

第二节　健康传播材料发布的效果评价 ……………………………… 123

第三节　新媒体健康传播材料发布的效果评价 ……………………… 128

第四节　新技术在健康传播材料发布效果评价中的应用 …………… 132

主要参考文献 …………………………………………………………… 138

第一章

当今社会的传播之变

第一节　风险社会

当前,我国正经历着空前激烈的社会变革,包括在经济体制、社会结构、利益格局、思想观念等诸多领域的深刻变革与大幅调整,这极大地推动了发展与进步,同时也增加了社会发展的活力。伴随着信息技术的发展,人们获取信息的渠道日益增多,获取信息的方式愈加便捷。绝大多数人可能一早醒来,便习惯性地浏览手机信息或收听新闻;在通勤乘车的途中使用各种 APP,此时巨大的信息流瀑布就呈现在眼前;一整天忙碌地上班,手机不时有新消息通知,各大 APP 为你推送当天突发的重磅新闻……《中国互联网发展报告(2023)》显示,截至 2023 年 6 月,我国网民的数量已经超过 10.51 亿,其中搜索引擎用户规模高达 9.8 亿人,占网民总量的 93.2%。网民使用互联网的内容主要有信息、娱乐、社交、购物、教育等,其中信息是最受欢迎的内容,占比达到了 86.2%。因此,我们必须清醒地认识到,互联网技术的迅猛发展已将我们带入了一个信息爆炸的时代。

一、风险社会及其特征

正如马歇尔·麦克卢汉(Marshall McLuhan)所说:"媒介正在成为人在日

常生活中与外界社会进行连接、互融的不可或缺的中介。"以前,人们通过出门和邻居亲友闲话家常了解身边事,或是通过电视、报纸获知天下事;而如今,人们通过网络获取信息。网络媒体已经成为人们生活中最直接、最主要的信息获取和交换方式。但不可忽视的是,信息飞速发展进程中的一些"短板"效应及不平衡问题开始显现,例如网络舆情、信息危机等,这些都存在潜在或者已经带来了社会风险。

风险与危险是完全不同的两个概念。危险是指实际发生的真实危害事件,而风险是指可能存在危害的某件事情发生的概率及其发生的后果严重性,是指未来可能发生的不利后果或影响。"风险"作为社会历史现象伴随人类社会的始终,在现代工业高速发展的今天,更是相伴人类左右。如今"风险"已成为现代社会的热门词汇,无论个体还是整个社会,都愈发频繁地提及这一词汇,风险已成为一种背景性的现实存在。乌尔里希·贝克(Ulrich Beck)在《风险社会:新的现代性之路》中指出,风险具有客观的真实性,风险既是现实的虚拟,也是虚拟的现实。我们也正处于存在风险的社会,即风险社会。

由于风险是危险事件发生的概率,它是可以被感知和预测的,人们可以结合日常实践、发展变化趋势、科学研究、政策分析等对风险大小进行评价和判断。在风险社会中,普通民众和专家对风险感知是完全不同的,普通民众的风险感知多是一种社会建构,是经过对风险信息和经验的整合而形成的直觉感知和心理感知,而专家则通过科学测算来理性评估风险的概率和大小,两者对风险的判断评估体系具有很大差距。使用感知评估风险并避免有害行为,可以帮助人们更好地生存,但是如果评估中受到错误信息的误导,则会产生不恰当的风险感知甚至产生恐慌,给社会管理带来混乱,对个体生活也可能造成危害。在现代信息化社会,风险的内生性、不确定性和不可预测性决定了风险很难被直接感知,因此往往需要通过社会最敏锐的触角,即相关领域的专家群体先行感知,再由他们借助各类传播渠道实现信息传播,也就是信息发布,从而帮助普通民众感知风险。

风险社会往往有一些特征,主要包括以下几点。

(1)危害的全球性。日益加快的全球化进程,既给世界各国带来发展的机遇,同时又孕育着风险和挑战。现代社会发展有着更多不确定性和高风险性,蝴蝶效应的存在使当风险出现时,现代社会的任何一个国家都不可能在风险中独善其身。

（2）形成的人为性。工业的高速发展带来了环境、气候等的巨大变化。同时，生活方式的转变带来了身体机能的种种改变，使人类越来越多地暴露在各种可能的风险之中。

（3）影响的广泛性。在现代化进程中，由于各种复杂的矛盾因素，风险发生及其影响的领域越来越广泛，可以说涉及经济、政治、文化，以及社会生活的各个领域，还关联到每一个个体，如生存状况、食品安全、就业危机等。

（4）矛盾的复杂性。社会变革和转型会给社会大众带来心理焦虑，社会心理容易陷入保守与个性、现代与传统之间的冲突。这种心理预期与现实制度和实施之间的矛盾如果没有得到有效化解，很容易上升为社会冲突，从而造成不良影响。

（5）质疑的普遍性。在风险社会中，公众对政府、社会组织、大众传媒机构的负向认知和不良情绪很难被化解和减少。许多人似乎已经习惯质疑报道的真实性、客观性，而对政府的信任危机会直接影响社会的正常运行，很容易激发社会矛盾。

（6）预判的困难性。尽管风险可以通过综合研判加以预测，但由于风险可能来自经济、政治、文化、生态等方方面面，它们往往会相互交织渗透，呈现出一种复杂多样的风险情境，风险预判在实际操作上困难重重。

（7）预测的重要性。风险社会理论提出者呼吁要关注风险、研究风险，进而希望最终克服和治理风险的目的就是将风险和损失降到最低限度。通过风险预测，有助于对未来可能发生的风险未雨绸缪，制订必要的预防与应对的方案和策略，从而实现降低风险损失的目的。

二、拟态社会与风险

1922 年，美国学者沃尔特·李普曼（Walter Lippmann）在《公众舆论》（*Public Opinion*，也译作《舆论学》）中提出了拟态环境的概念，他指出："人们所认识的世界与真实的世界之间有一个虚拟的环境，就是拟态环境，这是指大众传播活动形成的信息环境，并不是客观环境的镜子式再现，而是由大众传播媒介通过对新闻和信息地选择、加工和报道,重新加以结构化以后向人们所提供的环境。拟态环境并不是客观环境的完全再现,只是一种象征性的环境。"

拟态环境中,鉴于个人亲身感知的外部世界和信息有限,面对每天世界各地发生的数千万计的事件,人的精力显然无法一一去选择。因此,传播媒介成了人们感知社会、积累经验的重要渠道。媒介工作人员通过对发生的信息进行处理,保留事件的部分描述,让受众能够了解和认识世界各地的信息。但是工作人员在筛选和简化过程中会具有一定的倾向性,可能会删去某些自认为不重要的内容或者强化自己关注的重点,媒介的筛选与简化不可避免地造成了事件真实的损失,因此传播媒介是风险社会的重要"构建者"之一。"新闻不是社会状况的一面镜子,而是对已经显露出头角的那方面的报告。新闻不会告诉你种子如何在土壤中生长,但是可以向你报告第一株苗的破土而出。"

互联网的发展带来了传播渠道的丰富和发展,进一步凸显了现代社会的风险特质,每个人借助互联网传递的往往是个人所关注那部分事件的内容。如果缺乏把关人的限制,信息的真实性、客观性就会出现更多问题,信息不再仅仅是筛选的简化,甚至还可能出现错误偏离,这种情况会对社会秩序、社会心理与社会结构形成不同以往的冲击力,从而导致风险社会中风险的呈现、转移与分配。

三、信息社会中的健康风险

社会风险意味着存在爆发社会危机的可能性,健康风险作为人类社会生活的一部分,在人类的现代化进程中也会被凸显和强化。从现代社会特征可以将健康风险分为自然风险因素、个人风险因素和综合风险因素。毫无疑问,个人风险因素可以通过个体健康行为指导加以改善,而综合风险因素则需要全社会不断统筹、协调、治理、改善。随着风险社会和拟态环境的发展,韦伯提出的"去魅化"现象也随之出现,人们不再盲目崇拜专家和权威,开始质疑和对抗,权威的神秘化或神圣化不断下降。因此,本应在社会风险问题沟通和纠正中起着重要作用的专家、媒体,在去中心化的社交媒体传播中会受到的怀疑,传者与受者之间出现信任危机。一方面,受众可能因为过度信任社交媒体,而更加容易受到虚假、夸大性信息的欺骗与误导,出现不必要的恐慌和担忧;另一方面,大众可能因种种原因对社交媒体信息的信任度出现下降,这样虽然会减少可能遭受到虚假网络信息的影响,但也可能错过由媒体传播的专家通过科学测算所得出的风险信息,当大众依靠直觉和经验进行风险感知判断,这就很可能会出现不恰当的风险感知。前一种情况,公众对于媒介信任度高,则风险感知也高,往往会扩大风险,尤其是面对不实报道或者不科学言论时;后一种情况,缺乏媒介信任导致媒体信息无法有效影响民众的风险感知,公众直接通过个体经验判断风险,往往可能出现缩小或者误判风险的可能,而这种现象的出现会对调和专家与公众之间风险感知差异带来更大的挑战和考验。在信息化社会中,公众所见到的风险形态和所感知到的风险大小,受到媒介传播的影响,媒介化风险正在成为公众所感知到的风险之一。

在健康领域,社会经济的飞速发展与人民对健康的期望之间存在不平衡、不完善的问题。尽管各级政府采取了多种方法在不断解决和调整,但看病难、看病贵的问题依然存在,普通市民的健康意识、健康生活行为仍然有待提高。人们的健康需求与实际提供之间的差距为社会上一些没有经过专家论证、甚至没有科学依据的健康命题和健康服务提供了温床,造成鱼龙混杂的局面。健康信息风险在信息爆炸的互联网时代显而易见,例如曾经的"张悟本"等就通过媒体造成了市民对于健康恐慌的蔓延。这类健康谣言、谬论极大地强化了公众的健康风险感知,影响公众日常生活。原卫生部新闻发言人邓海华在谈到"张悟本事件"时曾说过:"老百姓获得健康知识的渠道越来越多,但权威的、科学的、准确的健康知识的获取途径还不通畅。"

我们必须认识到,此类健康伪专家、健康伪命题、健康信息服务不科学等事件的发生直接反映出了当前社会大众对科学、权威、准确的健康信息的强大需求。因此,如何有效避免、减弱、改造或者疏导健康信息传递和健康信息服务提供过程中可能出现的风险和威胁,就需要研究健康信息的生成、传播、发布等各个环节。中国人民大学新闻学教授陈力丹曾这样评价:"现在是新闻最多的时代,也是新闻最差的时代。我们似乎更容易看见'真相',但追究真相更难。我们已经生活在一个全民新闻时代了,人人都可以发布新闻,但事实的真相反而难以辨别了。"有研究表明,当某则健康消息与人民日常生活息息相关时,更容易被关注,传播范围也更广,因为这类信息容易让受众感受到威胁,并导致焦虑和恐惧。

当前社交媒体健康信息传播环境的特征,风险较高的各类健康信息流传得比以往任何时候都广,而健康类信息与大众生活相关度非常高,直接关系着每个人的安全和健康,因此,加强公众在健康领域的常识显得非常有必要。

还有一点值得特别关注的是,研究数据显示,当前人们的整体健康风险感知呈偏高态势,而且越信任社交媒体,其健康风险感知就越高。这说明社交媒介上的健康类信息以高风险信息占据着主要影响地位,并对人们的风险感知影响较大。因此,这一现象应当引起卫生健康机构、媒体和风险管理机构的重视。

第二节　全媒体时代的机遇与挑战

当前的信息技术革新速度之快令人惊叹不已,我国的网民数量在互联网投入使用后短短十余年就成为世界互联网用户最多的国家。互联网强大的媒介功能使大众对于传播媒介的需求和依赖度越来越高,传统媒体似乎已经不能满足大众多元化、多角度的审美需求、精神需求及功能需求,大众开始自主地将各种媒介获取的信息(讯息)进行整合并及时共享。于是,一个全新的时代——全媒体时代就此到来。

"全媒体"这一说法起源于传播业界各大媒体在如何提高受众群体影响力的业务讨论中指向的"聚众"还是"分众"的概念。尽管当时没有达成一致的概念,但是形成了一个基本认同:它涵盖了以纸质媒介为主的传统媒介,还有以广播、电视为主的现代介质,以及移动手机、互联网、平板电脑等为载体的新媒体,而并不特指某一媒体。因此,我们可以将全媒体理解为综合运用文字、声音、影像、动画、网页等多种媒体表现手段传播信息,利用广播、电视、音像、电影、出版、报纸、杂志、网站等不同媒介形态展示传播内容的一种传播形式。

在中国人民大学新闻学院教授彭兰的《媒介融合方向下的四个关键变革》一文中指出,全媒体时代,人们有了更多发表言论的载体,言论传播方式的增多及传播时间的缩短,使得舆论形成越来越容易。

一、不同传播媒介特点

随着网络、手机等数字化传播媒介的广泛运用,新兴媒体已逐渐担负起跨媒体、跨区域、跨层次传播媒介的角色,日趋成为信息生成的策源地、讯息传播的集散地、论点交锋的主阵地。在这种状态下,信息的形成机制、传播方式都发生了重大变化,出现了新旧媒介使用趋势的明显变化。全媒体以文字、图片、声音、影像等形式全天候、全方位、立体化地展示传播内容,正在成为传媒行业的发展趋势,媒介不再仅仅是报纸、广播、电视、网络等多种媒体之间的简单组合,更是各类媒介互相影响的一种全方位融合,实现对受众的全面覆盖及最佳传播效果,技术手段更全、受众更广泛、影响更深入。

(一) 新媒体(网络媒体/数字媒体)

在全媒体时代,"全民媒体"的社会现象逐渐显现,人人都可能成为记者,人人都能成为信息源,利用多种媒介交互手段传递信息。每个人都可以成为传播源,尤其是社交媒介的崛起,让人们有了更多的社会传播和信息采集的自主权。因此,哪怕只是一个"默默无闻"的小人物,只要发布的内容信息能引发足够多的价值认同或者是情绪共振,就有可能引发社会的关注,出现传播的"核裂变效应",甚至超过权威媒体的传播规模和效应。这种传递方式直接打破了时空和身份限制,不同地域、不同阶层、不同利益集体都可以因为某种观点、某个话题、某类情绪迅速结成一个信源群体。同时,由于传媒的双向、即时、互动的数字化传播特点,使得信息在传递中所花费的时间越来越短,只需要几秒钟就可以获取到来自世界各方的信息,同时也可以瞬时反馈你对该信息的不同意见、不同观点,这与传统大众传播反馈的效率可以说是天差地别,有效促进了信息的沟通、扬弃、整合。可以说,新媒体(网络媒体/数字媒体)的出现和普及极大地补充了原来传统媒介成本高、反馈难等弱势。

但是也必须认识到,全媒体时代的信息传播和发布还是存在明显缺点,尤其是新媒体(网络媒体/数字媒体)手段。一是由于新媒体(网络媒体/数字媒体)多可以匿名使用,信息的真实性、客观性、科学性等往往缺少"把关人",信息良莠不齐；二是新媒体（网络媒体/数字媒体）尤其是社交媒体信息发布便捷、成本极低、影响面大，导致人为制造和操控信息传播变得简单易行，从而导致信息的传递可控性明显下降，如果是不真实或者伪科学内容，后果十分严重；三是信息的共情或者认同很容易在一定群体中迅速发酵，导致信息传递引发舆情事件，甚至出现"舆论暴力"现象，这会给现实社会带来巨大压力，同时导致舆论引导等难度会进一步加大。因此，国家在不断加大对互联网、新媒体（网络媒体/数字媒体）等的管控力度，以期能够有效控制信息的无序发布和"人为"舆情的形成。

（二）传统媒体

互联网等新媒体的飞速发展给传统的大众传播发布带来了巨大冲击，尤其是传统纸媒，订阅纸媒的人数和传播效率都出现明显下降。但是传统大众媒介的优越性依然是新媒体无法比拟的。一方面，传播者优势明显，大众媒介的传播者往往是职业性传播机构和人员，或者是专业技术人员，在信息发布前都经过把关人审核确认，质量可靠、内容权威；另一方面，发布的信息是公开的，面向全体人群，同时留有发布记录，一旦出现相关反馈可以快捷进行溯源追踪。因此，大众媒体依然保留了相对固定的受众群体。

只有革新才能跟上时代的步伐，才能更好地开展信息传播。因此，大众媒介尤其是专业传播机构，也越来越多地开始利用互联网技术，报纸、广播、电视与网络之间的壁垒和社会化分工体系被打破，传统媒介生产的内容作品逐步"嵌入"到各种新媒体（网络媒体/数字媒体）中，原有的传播媒体逐步扩展成为"1＋X"的立体传播模式，利用互联网技术打通与目标人群接触的"最后一公里"，推进信息的社会传播。

在实际社会生活的信息传递中，不同的信息、不同的目标人群，选择的传播渠道或传播媒介也各不相同，原则上传播者会选择有效、针对性强、速度快、可及性高的传播媒介，同时考虑经济成本，因此，为了保证公信力、权威性，同时兼顾上述要求，往往会选择多种媒介形式联合开展，以期扩大传播效应。

二、全媒体时代的传播模式变化

全媒体时代下的"全",不仅是将以纸质媒介为主的传统媒介和以互联网技术和数字化技术为主的新媒介(网络媒体/数字媒体)进行简单相加,而是以一种全方位、多元化的方式进行深度融合。这种融合运用不同媒介自身特点产生了多种渠道、多种传播方式,将信息内容覆盖到更多的人群中,形成了不同媒介之间的深浅互补和动静结合,与大众产生了更加及时、有效的互动。

传统媒介时代的传播方式相对简单,基本上都遵循着施拉姆的双向传播模式。从传者到受者的传播中,传者利用广播、电视、报纸、杂志、画册、折页、视频等向受者传递相关信息。在这个过程中,媒介多是单向性的传播,文字内容、电视节目、广播内容都已事先提前固定,并且有把关人的控制。受众主要是被动接受传递来的内容,且反馈不够及时,这使得信息发布创造性和生命力受到限制,因为反馈越及时、越充分、越真实,越有利于传播双方信息的沟通。而在全媒体的传播形态中,所有信息的展现形式更加丰富,人们可以不受时间、空间、地域、阶层等的限制,个性化地选择自己需要的信息,可以通过留言、评论等表达个人意见,同时因缺少把关人的控制,信息之间的互传变得顺畅。与此同时,权威机构、专家学者将信息和观点加之于受众不再是单方面的传递,而需要接受更多的监督、选择、反馈、评论,同时公众也会利用新媒体(网络媒体/数字媒体)参与到权威机构、专家们的信息的生产和发布中,这使得信息发布也会越来越客观、及时。

在传统媒介时代,传播往往是逐级传递扩展。在此过程中,传播者完全可以掌握信息的发布与更改,媒介所传播的信息体现的是传播者的意志。受众者多处于被动接受的位置,其对于信息的反馈相比较而言显得艰难和缓慢。这种传播者到受众者的传播覆盖类似一个从小到大的金字塔形过程。在全媒体时代,传播者的主导功能被分解,每个人既是信息的接收者,同时也可以将接收到的信息通过媒介进行再加工并且二次发布,转变为信息的传播者,形成"一点对多点""多点对多点""多项互动式"的新传播,既可以欣赏他人的风景,又可以转变为他人眼中的风景。因此,传播方式往往是平行扩散的,形成一种相对平等的"扁平结构",实现了从大多数人到大多数人的传播性质。

在传统媒体时代,受者所获得的信息往往由传者所决定,其自主选择性或个性化的空间不大,并且受者对于不同媒介信息的整合存在困难,往往需要受者自己消化后进行分类加工。在全媒体时代,受众选择具有更多的自主性,就像是去吃"自助餐",各个媒介就像是食品供给者,在这个自助的餐厅里充满各式各样的美味,大众能够在这个"自助的"、轻松无约束的环境下,根据个人偏好,选择适合自己的个性化"食品"来满足信息补给的需求。另外,各种媒介之间存在相互联系,所以媒介能够很便捷地了解受者对信息的接受情况。

反馈是传者或者受众在接收信息后产生的心理和行为反应,及时地反馈在信息发布中非常重要。在传统媒体时代,信息交互受限,反馈很难及时进行,导致传播者难以第一时间了解和掌握信息的情况,而且不利于及时调整、完善传播的方式和手段。在全媒体时代,由于扁平化的传播结构使得反馈变得高效便捷,传者往往能够第一时间掌握受者对信息的反馈。无论是正面的还是负面的反馈,都有助于传者及时采取措施予以应对。尤其是在一些突发事件上,利用全媒体发布,有助于及时止谣治乱、传递正确科学权威的声音,有助于维持社会的稳定。

全媒体时代的到来对政府机构的治理和信息发布提出了极大的挑战,管理人员需要用好全媒体手段,逐渐降低或者更好地控制风险社会的风险范围和影响。美国学者曾提出过"媒体执政"的观点,他们认为美国政府与媒体相互合作、对抗与制衡,利用政治传播共同发挥"执政"的功能,影响和左右着美国社会和民众生活。这个说法无论准确与否,但是不可否认的一点是新媒体(网络媒体/数字媒体)、全媒体的影响力已经不容忽视,它们在传播平台中占据了不可忽视的地位,利用好新媒体(网络媒体/数字媒体)做信息发布对于有效提升政府管理效能的优势是毋庸置疑的。因此,政府部门要用好媒体,更好地为风险社会治理服务。

第二章

健康传播概要

第一节　健康传播及其理论介绍

一、健康传播的定义

健康传播这一术语最早出现于 20 世纪 70 年代美国的公共卫生专业刊物。迄今为止,国内外理论研究界已经对健康传播的概念作出很多界定。

美国学者罗杰斯(Rogers)对健康传播的定义最为著名。他首先于 1994 年提出一种对健康传播的界定:健康传播是一种将医学研究成果转化为大众的健康知识,并通过态度和行为的改变,以降低疾病的患病率和死亡率,并有效提高一个社区或国家生活质量和健康水准为目的的行为。他认为健康传播的研究议题相较于一般的传播活动是比较特殊的,既包括以艾滋病等传染病预防为龙头的疾病预防,也包括药物滥用预防、医患关系研究、计划生育、癌症的早期发现、戒烟等内容。1996 年,他又对健康传播作出了更为简洁明了的定义:"凡是人类传播的类型涉及健康的内容,就是健康传播。"这一定义易于理解,被大多数人接受和引用。健康传播作为传播的一个分支,从传播学的视角来解读,他认为健康传播同样具有传播的多层次性。因此他又对健康传播的定义加以补充说明,认为:健康传播是以传播为主轴,借由自我个体传播、人际传播、组织传播和大众传播这 4 个不同的传递层次将健康相关的内容发散出去的行为。在自我个体的层次,如个人的生理、心理健康状况;在人际层次,如医患关系、医生与患者家属的关系;在组织层次,如医院与患者的关系、医护人员的在职训练;在大众层次,如媒介议题设置、媒介与受众的关系等。

国内学者对健康传播的定义也作过一些界定。早在 1993 年,北京医科大学出版的《健康传播学》一书中将健康传播定义为"健康传播是健康信息传输、流动的过程,是一个社会组织、群体或个体运用传播手段,针对目标人群或个体的健康行为问题,进行适宜的信息传播"。1996 年由米光明和王官仁主编的《健康传播原理与实践》一书中对健康传播作出了更为简洁的定义,"健康传播是指通过各种渠道,运用各种传播媒介和传播方法,为维护和促进人类健康而制作、传递、分享健康信息的过程"。2008 年,由张自力主编的《健康传播与社会》一书中将健康传播定义为"健康传播是一种在特定的社会和历史环境下,以传递健康信息、普及健康知识为目的的社会实践活动",更多地强调了健康传播与社会环境和历史环境之间的交互作用。

二、健康传播学基本理论

(一) 传播过程基本理论模式

1. 拉斯韦尔的 5 因素传播模式

1948 年,美国政治学家,传播学 4 大奠基人之一的哈罗德·拉斯韦尔(Harold Lasswell)发表了《社会传播的结构与功能》一文。在这篇文章中,拉斯韦尔最早以建立模式的方法对人类社会的传播活动进行了分析,明确提出了传播过程及其 5 个基本构成要素,即:谁(who)、说什么(what)、通过什么渠道(in which channel)、对谁(to whom)说、取得什么效果(with what effect),即"5W"模式。

"谁"就是传播者,在传播过程中担负着信息的收集、加工和传递的任务。传播者既可以是单个的人,也可以是集体或专门的机构。

"说什么"是指传播的讯息内容,它是由一组有意义的符号组成的信息组合。符号包括语言符号和非语言符号。

"渠道"是信息传递所必须经过的中介或借助的物质载体。它既可以是诸如信件、电话、博文等人际之间的媒介，也可以是报纸、广播、电视等大众传播媒介。

"对谁"就是受传者或受众。受众是指所有受传者如读者、听众、观众等的总称，它是传播的最终对象和目的地。

"效果"是指信息到达受众后在其认知、情感、行为各层面所引起的反应。它是检验传播活动是否成功的重要尺度。

"5W"模式的五个要素又构成了传播学研究 5 个基本内容，即控制研究、内容研究、媒介研究、受众研究和效果研究。"5W"模式第一次将传播过程清晰地呈现出来，是第一个传播过程模式，模式概括性强，对后来的传播学研究影响重大。但"5W"模式也存在一定的局限性，比如它忽视了"反馈"这一传播要素，没有揭示人类传播的双向和互动性。

2. 施拉姆双向传播模式

1954 年，美国传播学者威尔伯·施拉姆（Wilbur Schramm）在《传播是怎样运行的》一文中提出了双向传播模式，将传播过程描述为一种有反馈的信息交流过程。这一传播模式突出了信息传播的循环性，强调传播双方都是传播的主体，是对先前单向直线传播模式的补充及突破。在这一模式中，传受双方的角色并不是固定不变的，一个人在发出讯息时是传播者，而在接受讯息时则又扮演受传者的角色。在施拉姆双向传播模式中，相较于之前的传播模式，主要引进了两个重要的传播要素。

（1）传播符号。符号是信息的载体，即人们在进行传播之际，将自己的意思转换成语言、文字、图画、动作或其他形式的感知觉符号。人类传播信息，主要靠语言符号，也经常借助非语言符号。符号具有形式和意义两方面的属性。人们进行信息交流的过程，实质上是符号往来的过程。作为传播者，编码、制作和传递符号；作为受传者，接收和还原符号，做出自己的理解和解释。传播者和受传者之间的沟通必须以对符号含义的共通理解为基础。例如，在医患交流过程中，医生和患者之间不断进行着这样的沟通和互动。

（2）反馈。反馈是指传播者获知受传者接收信息后的心理和行为反应。反馈是体现信息交流的重要机制，其速度和质量根据所选媒介的不同而不同。反馈的存在体现了传播过程中的双向性和互动性，是一个完整的传播过程不可或缺的要素。

（二）关于传播媒介的主要相关理论

1.“把关人”理论

"把关"的概念最早是由美国著名社会心理学家、传播学4大奠基人之一库尔特·卢因(Kurt Lewin)(1947年)在《群体生活的渠道》一文中提出的。卢因认为,在研究群体传播时,信息的流动是在一些含有"门区"的渠道里进行的,在这些渠道中,存在着一些把关人,只有符合群体规范或把关人价值标准的信息才能进入传播渠道。

1950年,学者怀特将"把关"的概念引入到新闻研究中,提出新闻选择中存在的把关模式。他认为:社会上存在着大量的新闻,但媒体的报道绝不是"有闻必录",而是对新闻素材选择性加工。在这个过程中,媒介成为了一道关口,通过这个关口传达给受众的新闻只是众多新闻素材中的一部分,还有更多的素材被过滤掉了。在怀特的基础上,学者麦克内利继续对把关理论进行完善。他通过对国际新闻流动过程的研究,揭示了在信源与信宿、新闻事件与最终接受者之间存在着"一系列"把关环节,将怀特的把关模式进一步扩大,把关成为多个有关联的环节,而非仅仅是一个封闭门区。此后,学者巴斯提出了"双重行为模式",进一步发展了把关理论。巴斯把传播媒介的把关活动分为两个阶段,"新闻采集"和"新闻加工",在前一环节中,记者充当主要把关人,后一环节中,编辑充当主要把关人,双重把关者共同负责对信息的收集、筛选和过滤,后一环节更具有决定性意义。

根据"把关人"理论,大众媒介的新闻报道与信息传播并不具有纯粹的"客观中立性",而是根据传媒的立场、方针和价值标准进行的取舍选择和加工活动;新闻和信息的选择尽管受到媒体的经营目标、受众需求以及社会文化等多种因素的制约,但是与媒介方针和利益一致或相符的内容更容易优先入选、优先得到传播;媒介的"把关"是一个多环节、有组织的过程,其中虽有记者、编辑个人的活动,但是"把关"的结果在总体上是传媒组织的立场和方针的体现。

2.议程设置理论

1963年,科恩在《新闻与外交政策》一书中提出观点,"在多数时间,报纸或评论不能让读者怎样想,但在让读者想什么上却是惊人的成功。"这一假设有了方法层面的意义,即可以进行媒介内容分析与受众认知的调查,检验二者是否有因果关系,就可以确定假设是否成立。1968年,麦克姆斯和肖对总统大选进行了调查,探究媒介议程对公众议程有多大的影响,并于1972年提出了议程设置理论。

议程设置是大众传播媒介影响社会的重要方式,李普曼的《舆论》最早提出该思想,他提出"新闻媒介影响我们头脑中的图像"。此后我们才逐步认识到,无论媒体现实还是人们头脑中的主观现实都有别于客观现实,因此这被认为是传播学领域的奠基之作。

议程设置理论的主要观点包括以下内容。

(1)大众传播往往不能决定人们对某一事件或意见的具体看法,但可以通过提供信息和安排相关的议题来有效地左右人们去关注哪些事实和意见及他们谈论这些事实和意见的先后顺序。大众传播可能无法影响人们怎么想,却可以影响人们去想什么。

(2)大众传媒对事物和意见的强调程度与受众的重视程度成正比。该理论强调:受众会因媒介提供议题而改变对事物重要性的认识,对媒介认为重要的事件会优先分配注意力、安排问题轻重并采取行动。

(3)媒介议程与公众议程对问题重要性的认识不是简单的吻合,这与其接触传媒的多少有关,常接触大众传媒的人的个人议程和大众媒介的议程会具有更多的一致性。

(4)不仅关注媒介强调哪些议题,而且关注这些议题是如何表达的,媒体所使用的语言也能影响人们对议题重要性的感受。对受众的影响因素除了媒介所强调的议题外,还存在其他因素,这些影响包括对态度和行为的两种影响。

随着发展,麦库姆斯等关注到大众媒体对议题属性所造成的影响。当新闻媒体报道时,媒体会根据自己的价值观和报道方针,从报道事件中选择出他们认为最重要的属性进行加工整理,从而会突出一些属性而忽略另一些属性。因此,在实际中,是将议程设置与"框架构建"(主题)进行了联系。而在网络社会,议题更加多元化,影响公众的不再是单一议题或者单一属性,往往是一系列议题构建的网络化内容,则需要网络构架体系下进一步梳理公众与媒体的关系。

(三) 关于受传者的主要相关理论

1. 知沟理论

20世纪60年代在美国的学校中,家庭经济条件好的儿童常常是在进入小学之前就接受了良好的学前教育,而那些家庭贫困的儿童在学前没有钱请家庭教师和购买启蒙读物,进入小学后,两种条件下的儿童在学习能力和成绩上会产生明显的差距。这一明显差距引起了社会的广泛关注,美国传播学家蒂奇纳等在一系列实证研究的基础上,提出了这样一种理论假说:"社会经济地位高者通常能比社会经济地位低者更快地获得信息,因此,大众媒介传送的信息越多,这两者之间的知识鸿沟也就越有扩大的趋势"。这就是知沟理论(knowledge gap theory)的诞生。知沟理论是关于大众传播与信息社会中的阶层分化理论。

除了接触媒介和学习知识的经济条件外,蒂奇纳认为,还有5个因素是造成"知沟"扩大的原因。

(1) 传播技能上的差异。受教育程度高的人往往具有较强的理解能力和较大的阅读量,这有助于他们对公共事务或科学知识的获取。

(2) 知识信息储备上的差异。从既往大众传媒和正规教育渠道获得知识越多的人,对新事物、新知识的理解与掌握也就越快。

(3) 社会交往方面的差异。社交活动越活跃,交往的范围越广,获得知识的信息就越快、越多。

(4) 接触、接受、理解和记忆方面的差异。对信息的选择性接受和记忆,可能是态度与受教育程度综合作用的结果。个人生活的水准、层次与大众传媒的内容越接近,对媒介的接触和利用程度就越高。

(5) 发布信息的大众媒介系统性质上的差异。科学知识、公共事务和新闻一般重复较少,而重复有利于社会地位低的人群对话题的学习与熟悉。文化程度高的人对大量报道的话题知识的获取速度比文化程度低的人快。在特定的时间里,经媒介大量报道的话题知识获取与教育程度的相关性比未经大量报道的话题高。

2. 使用与满足理论

20世纪70年代的早期和中期,一些传媒研究学者强调应该对媒体消费的各种动机或寻求的各种满足和人们是否得到满足这两个不同概念加以区别。研究者经常发现,寻求满足和实际获得的满足之间存在差异,这种差异会导致人们在媒体消费的行为中产生变化以减少两者之间的差异。许多研究显示,人们对传媒的种种满足与知识水平、对传媒的依赖性、人们的态度、对社会现实的认识、议程设置、讨论以及不同的政治效果等变量有关。

美国社会学家伊莱休·卡茨(Elihu Katz)被认为是"使用与满足理论"在现代时期的最主要的代表人物之一,他在其著作《个人对大众传播的使用》中首先提出该理论,将媒介接触行为概括为一个"社会因素＋心理因素→媒介期待→媒介接触→需求满足"的因果连锁过程,提出了"使用与满足"过程的基本模式,主要要素包括以下方面。

(1)人们接触使用传媒的目的都是为了满足自己的需要,这种需求和社会因素、个人的心理因素有关。

(2)人们接触和使用传媒的两个条件分别是接触媒介的可能性和媒介印象,媒介印象是受众对媒介满足需求的评价,是受众在过去媒介接触使用的经验基础上形成的。

(3)受众选择特定的媒介和内容开始使用。

(4)接触使用后的结果有两种:一种是满足需求,一种是未满足需求。

(5)无论满足与否,都将影响到以后的媒介选择使用行为,人们根据满足结果来修正既有的媒介印象,不同程度上改变着对媒介的期待。

1981年,温达尔在使用与满足的媒介效果的研究中发现:人们越是渴望从媒体那里获得满足或是认为他们获得了满足,他们就越会依赖这个媒体。因此,他进一步提出"使用与效果"模式,呼吁将效果研究和使用与满足研究结合在一起。

使用与满足理论是从受众角度出发,通过分析受众的媒介接触动机以及这些接触满足了他们的什么需求,来考察大众传播给人们带来的心理和行为上的效用。同传统的讯息如何作用受众的思路不同,它强调了受众的能动性,突出了受众的地位。该理论指出受众通过对媒介的积极使用,从而制约着媒介传播的过程,并强调使用媒介完全基于个人的需求和愿望。

（四）关于传播效果的主要相关理论

1. 说服理论

说服理论由卡尔·霍夫兰(Carl Hovland)提出,该理论研究既是现代态度改变研究的开端,也对大众传播理论的发展有着若干重大贡献。霍夫兰把说服看作一个信息交流的过程,通过信息相互传递,促使人们主动地转变观点、改变相关行为。罗杰斯(E·Rogers)认为霍夫兰的说服理论研究直接影响了传播研究对传播社会效果(以态度改变的程度测量)的重视。

霍夫兰早期的研究领域为实验心理学。第二次世界大战爆发后,霍夫兰应召率领主要由心理学家组成的专家小组赴华盛顿,在美国陆军军部研究新闻及教育署研究战争宣传与美军士气的问题,通过改变向士兵播放的影片内容、形式和设计,测量、分析传播来源的可信度、恐惧诉求的程度、问题提出的先后效用、论辩时讲一面之词还是两面都说、结论是明示好还是暗示好等传播问题,并由此构建了说服理论模型。

说服理论模型重点分析和讨论了影响态度改变的4大关键因素。

(1) 沟通者:沟通者即信息源。霍夫兰设计了一个可信度测试试验,把"选择有效信息来源"运用其中,结果发现,信息源的可信度越高,其说服效果越大;信息源可信度越低,其说服效果就越小。但是随着时间推移,受众会逐渐忘记消息的具体来源,于是,"消息来源与观点具有分离的倾向",这产生了睡眠者效应(睡眠者效应是指在态度改变过程中,说服效果随着时间的推移不降低反而提高的一种现象)。郭庆光在《传播学教程》中指出:"信源的可信度、权威性对信息的短期效果具有极为重要的影响,但从长期效果来看,最终起决定作用的还是内容本身的说服力。"

(2) 信息:在说服的过程中,信息的安排与选择、信息的情绪特征(恐惧唤起)、信息的单方面或双方面的呈现、信息传递途径都在一定程度上影响说服效果。其中,效果的产生程度受相关因素的影响和制约。

(3) 目标对象:目标对象即受众。受众对观点的接受度与受众的信念与人格具有密切关系。受者对所持观点的自信度越高,可改变的幅度就越小。如果信息引起受众的恐惧感越强,就越可能增加改变态度的效果,但高度恐惧也会引起抵抗反应和受众歪曲理解所接受消息的意义。

（4）沟通意境：除了信息源、信息传递方式和受众三者对说服效果产生影响之外，我们还需注意的是，说服过程并非在沟通者和受众之间各自孤立单一地进行的，而通常是在一定的情景中进行的。这些情景因素，对态度改变也产生着重要的影响。同一种信息源，以同样的方式传递，面对同样的受众，在处于不同的情境下时，往往会产生不一样的效果。

2. 创新扩散理论

创新扩散理论是传播效果研究的经典理论之一，是由美国学者埃弗雷特·罗杰斯（Everett M. Rogers）于 20 世纪 60 年代提出的一个关于通过媒介劝服人们接受新观念、新事物、新产品的理论。罗杰斯对不同领域（包括农业、教育、医学等）的创新扩散研究进行了回顾和总结，发现在这些研究中有许多相似点，例如创新的扩散都是趋向于 S 形曲线的，后来罗杰斯出版了《创新扩散》一书，全面论述了创新如何在社会系统中扩散和传播的理论，推动了创新扩散理论在不同领域的应用。

在前人研究的基础上，罗杰斯定义了扩散的概念，认为扩散是在一段时间里，创新通过某些渠道在社会系统成员中传播的过程。根据受众接受新事物的先后快慢，可以将其区分为 5 类。

（1）先驱者。他们是采纳创新的先锋，是人群中最先接受创新者，约占2.5%，为极少数人群。先驱者通常有较高的学识或技术；有足够的财力应对创新可能带来的损失；有能力应对创新的不确定结果。这群人大多数具有大胆、勇气、冒险等特质。

（2）早期接受者。他们是先驱者之后接受创新的 13.5% 的人。他们往往是受人尊敬的社会人士，是公众舆论的领袖，与当地社会系统联系紧密。他们比较容易接受新观念，尝试新鲜事物，潜在接受者往往在早期接受者那里得到有关创新的信息及建议。

（3）相对较早的大多数接受者。他们为早期接受者之后接受创新的 34% 的人。他们中多数人和其同伴有较多互动，是有思想的一群人，也比较谨慎，但较普通人群更愿意、更早地接受变革。

（4）相对较晚的大多数接受者。他们比系统内普通成员还稍晚采纳创新，这群人也占整个系统成员的 34%。他们对创新总是抱着小心翼翼和怀疑的态度,比较传统与保守,多为社会经济地位低者,很容易因为同伴压力而受到影响。

（5）迟缓者。他们是社会系统内最后采纳创新的群体,占16%,是保守传统、较孤立且资源缺乏的一群人。他们观念保守,坚持自己习惯的事物,不到万不得已不愿改变旧事物去接受创新,对于创新和推动创新扩散的人常保持怀疑的态度。

罗杰斯指出,创新事物在一个社会系统中要能继续扩散下去,首先必须有一定数量的人采纳这种创新事物。通常这个数量是人口的10%～20%。创新扩散比例一旦达到临界数量,扩散过程就进入快速扩散阶段。最后,扩散过程再次慢下来,对创新的接受逐渐达到饱和点,即创新在社会系统中一般不可以百分之百扩散。根据罗杰斯的创新扩散理论,创新的决策过程可分为认知、劝说、决策、实施和确认这5个阶段。目前创新扩散理论被广泛应用于传播学、营销学、社会学等学科,也被应用于医疗卫生领域,如研究人们对计划生育方法或保健创新的态度、医疗新技术或其他新的医疗观念的推广应用以及人们对新药物的接受等,大力推动了医疗保健革新的进程。

第二节　健康传播材料的概念、内容和范围

健康会受到生活环境、社会环境或个体行为或生物学的影响。健康教育可以帮助人们改善健康状况、选择社区健康环境。此外,每个个体的身体状况和行为会影响他人的健康和社会福利,也会同样影响环境。为了有效传递健康信息,必须选择适当的健康教育工具。公共卫生的经验证明,使用健康传播材料结合生态学模型的干预措施,可较好地促进公众健康。公共卫生从业者从专业论文中找到许多具有实用价值的信息,针对目标受众量身定制,转化为具有可读性和使公众感兴趣的信息,同时根据文化和语言环境进行措辞,制作成为健康传播材料。健康传播材料是专门针对明确界定的群体或受众提供健康信息和指导的教具,是健康教育传播活动中健康信息的载体。通过健康传播材料与目标受众接触是使健康传播干预措施能够覆盖受众的"连接门",是常用的传播手段和策略,应用范围涵盖了公共卫生所有领域。健康传播材料的受众一般是社会公众,因

此健康传播材料的要求是针对性强、语言精练、受众一看（听）就懂。

用于健康教育和促进的健康传播材料根据媒介不同通常大致分为：印刷材料、视听材料、实物材料。

（1）印刷材料主要有折页、单页、小册子、传单、书签、墙报、展览版面、期刊杂志、画册、书籍，还有健康标语（横幅）、健康公益广告、路牌等。在准备这些材料时，应使用简短的句子及段落，或者用易于理解的绘图或图片进行说明。纸质的健康传播材料近百年前就广泛使用，如：从民国时期档案中就发现大量的健康传播材料。印刷材料的优点是信息较为详细、信息具有可选性、信息具有可留性（可传阅）且信息成本低廉。如果印刷材料的信息简洁明了，并且读者能够充分理解印刷材料的内容，就会产生良好的效果。但该材料存在受截稿及出版因素影响，不能提供最新资讯或即时更正讯息，纸张过多带来携带及传阅的不便，以及图片及文字的形式与影音形式相比，震撼力及感染力低等局限性。

（2）视听材料主要包括在公共广播系统、电视、电影院播放的健康科普视频及广播，这也是进行健康教育的一种方式。这类视听材料是将简单信息和事实以低成本迅速传播给大量人群的最佳方法之一。视听材料可以轻松地引起人们的兴趣，它的传播方式具有直观性，给人的感官带来感染力和冲击力；对于信息的传播，视听材料具有即时性；在传播范围方面，视听材料的传播范围较广，不受地域限制。这种传播方式会使受众层次具有多样性，激发受众积极思考，也为受众主动学习创造机会。然而，视听材料存在受众反复地被动接收讯息，受众感到厌烦以及受众接触信息时间短，不易深入理解信息等缺点。

（3）实物材料主要包括模型、挂图、年画、年历、扑克牌、扇子、台历、钥匙扣等。

此外，新媒体的兴起也带来了印刷资料电子化转化以及与视听资料的整合使用等，提供了更加多元的发布传播方式，例如图文、视频的叠加，有声书的使用等。同时发布主体也更加丰富，每个人都可能成为传者，且信息产生也更加便捷、更加微观和多元，这对于受传者对信息的把握和理解提出了更高要求。

按照健康传播材料适用对象的不同，可以分为面向个体的材料、面向群体的材料和面向大众的材料。

一般来说，面向个体的材料通常指发给个人或家庭使用的材料，常见的有健康教育处方、传单、折页、小册子等传播材料,近年来开发的印有健康知识信息扑克牌、台历、水杯、钥匙扣,新媒体上微信、微博的健康科普推文、抖音、快手的健康类视频等等。通过以上材料向教育对象强调学习和使用材料的重要性,引起他们的重视。其中,健康手册(小册子)信息量大,内容丰富,系统完整,通常包含较多的健康知识、健康行为指导等,适合初中及以上文化程度的居民系统地学习某一方面的知识、技能;健康传单通常放置于社区卫生服务机构,当居民来就诊时发放到他们手中,或者直接入户发放,每户一份,亦或者在开展义诊、举行大型健康讲座时发放;健康折页则可以放置在卫生服务机构的候诊区、诊室、咨询台,供居民自取,也可以在门诊咨询或入户访视时发给居民,并进行讲解或演示,还可以组织居民围绕折页的内容进行小组讨论、有奖问答;而新媒体上的内容居民只要通过一台可以连接网络的终端设备如手机、电脑等就能轻松获取。

对于面向群体的材料,有关部门会向基层机构提供诸如展板、挂图、录音带、幻灯片、标本、模型等,在组织培训、专题讲座或小组讨论时,常常需要使用这些材料向群体进行宣传讲解。此外,对于大众,还有宣传栏、张贴画、户外公益广告、电视公益广告、单位订阅的卫生报刊以及网络新闻、广告、视频等。社区、医疗卫生机构通常将宣传栏置于室外、悬挂于走廊墙壁等处,这是常用的健康教育形式。张贴画或海报适合使用的场所较为广泛,可以张贴在社区、医院的宣传栏中,也可以张贴在居民楼道、电梯里,以及社区卫生服务中心(站)室内。利用各类电子屏投放公益广告、海报、视频等也是近年来在公共场所较为常见的健康教育手段。

第三节　健康传播材料发布的目的和作用

一、健康传播材料发布的目的

在过去的几年,人们对健康信息的需求呈指数级增长。健康传播材料是健康教育传播活动中健康信息的载体,配合健康教育与健康促进活动使用的辅助宣传教育资料,是常用的传播手段和策略。在任何公共卫生的状况下,健康传播都很重要。健康传播材料作为健康传播的媒介和方法,主要有以下目的。

(1) 通过多种形式发布正确、科学的健康信息,传播健康知识和数据。

(2) 帮助受众学习正确的健康知识,改变受众对健康的认知和态度。

(3) 促进健康行为的改变,鼓励人们遵循健康习惯,更好地了解威胁自身的主要健康风险,实现维护和促进健康的最终目的。

二、健康传播材料发布的作用

(一) 有助于扩大受众范围,在卫生传播者和广大公众之间起到重要的桥梁作用

健康传播材料作为卫生工作者和广大公众之间的枢纽,发挥着至关重要的作用。健康传播材料能够提供基本的健康信息,然后通过各种媒体渠道以易于获取的形式向公众传递这些信息。健康传播材料的发布以丰富的健康信息传播形式和内容,使得健康传播可触及的对象人数大大增加,能帮助健康传播者扩大其受众范围。这一点至关重要,尤其是在卫生服务人员相对较少和知识文化水平相对低的低收入国家和地区,健康传播材料是联系其受众与健康信息的重要纽带,为低收入国家和地区的居民提供了重要的联系和重要的健康信息。例如,带有图片和视频的传单、电视及广播、社交媒体等以文字以外的方式呈现健康信息,使得受教育程度相对较低的受众也能够了解健康知识和信息,从而使健康传播的范围更广。

健康传播材料形式多样,既有常规的印刷材料,也有更为直观、冲击力更强的视听材料和实物材料等。近年来,各种新兴媒体传播渠道层出不穷,这使得健康传播材料发布的形式更为丰富,健康传播材料的作用得到了更广泛地发挥。例如卫生专业人员可以在新媒体平台分享他们在疾病管理、探索和诊断方面的经验,和受众之间可以进行沟通和交流;受众可以共享信息,与卫生专业人士探讨复杂的健康信息,同时互相分享有关健康问题的信息、经验和感受等,为受众提供有价值的同伴、社会和情感支持,这些都将促进健康传播的效果。但值得注意的是,新媒体在助推宣传健康传播材料的同时,不可避免地存在质量问题和健康信息缺乏可靠性,例如,社交媒体平台上发布的健康信息可能不准确,而一般

受众很难辨别这些健康信息的准确性和可靠性;或者是信息可能会对健康传播产生负面影响,如禁烟图片可能会使青少年的吸烟率不降反升等等。因此,有效的健康传播材料发布必须选择合适的媒介,针对受众和具体情况进行调整,才能发挥其对于健康传播的积极作用。

(二) 可以增加受众对健康问题的认识和意识

普通群众往往缺乏卫生专业知识,健康意识往往不够强。健康传播材料的基本功能是为公众提供科学的健康信息,而有效的健康传播材料的发布更是能帮助公众学习基本的健康知识,提高健康意识。以图片资料为例,合适的图片能增加人们注意和阅读健康信息的可能性,吸引受众的注意力,并刺激他们关注信息,这可以使原本对健康无关注的人可能因为有趣或精致的图片而关注图片所承载的信息,进而达到传播的目的。

健康知识由于其专业性和复杂性,往往很难被普通受众所理解。好的传播材料的发布会考虑到这一点,往往比较简单易懂,满足受众的知识需求。合适的健康传播材料能够增加受众对于健康信息的理解和记忆,有助于增加受众的健康知识水平,改变受众健康意识,提高健康传播的有效性。就图片而言,图片本身就比文字更容易理解,它使得受众能够以更为直观的方式吸收图片所要传达的健康信息,掌握相应的健康知识,从而加强健康意识。

总之,健康传播材料发布能够通过各种形式吸引受众的注意力,加深受众对于健康信息的理解和记忆,这是健康行为改变发生的重要前提。

(三) 改变对健康问题的态度和行为

在一项对 21 个健康传播活动效果评估研究的结果显示,除 4 个活动外,其他活动中人们表现出了显著的态度变化,下面列举一些关于酒精使用、艾滋病预防、叶酸补充、免疫接种、皮肤癌预防等健康传播活动后人们知识、意识和行为变化的效果。

1. 酒精使用

(1) 1984—1989 年,"理智饮酒信息"的知晓率从 39％上升至 76％。

(2) 1984—1989 年,对酒精种类知识的了解程度提高了 300％。

（3）1990—1994 年，人们对自己饮酒量的准确评估提高了 5%。

2. 艾滋病预防

（1）对同性恋接受度的变化：认为同性恋关系是不正常关系的比例由 1987 年的 74% 下降到 1997 年的 44%。

（2）对人类免疫缺陷病毒(human immunodeficiency virus, HIV)感染者的态度：认为感染 HIV 全怪患者自己的比例由 1987 年的 57% 下降到 1997 年的 36%。

（3）认为避孕套可以预防艾滋病的比例由 1987 年的 66% 上升到 1997 年的 95%。

（4）18～19 岁女性的伴侣使用避孕套的比例由 1987 年的 6% 上升到 1997 年的 22%。

3. 叶酸补充

（1）补充叶酸的自主意识由 1995 年的 9% 上升到 1997 年的 39%。

（2）叶酸补充剂的销售和处方率在八个月内增长了 50%。

4. 免疫接种

如对乙型肝炎疫苗的认识由 1992 年的 5% 上升到 1993 年的 89%。

5. 皮肤癌预防

（1）认为晒黑很重要由 1995 年的 28% 下降到 1996 年的 25%。

（2）进行日光浴时使用防晒霜的比例由 1995 年的 34% 上升到 1996 年的 41%。

这些结果表明，只要信息发布和传播能够得到保证，也就是说保证公众能够有效触及到健康传播材料，则人们态度或行为的改变是可观的。但是也必须认识到，一般情况下，我们很难精确估计人们态度或行为的变化在多大程度上可以归因于健康传播材料的发布，同时一些评估还会受到上限效应的影响，使结果难以解释。例如，某项测量癌症预防的健康传播材料的效果的调查发现，在发布健康传播材料之前，人们的预防意识就已经达到 90% 以上，此时几乎就没有测量变化的空间。

健康传播材料的目的往往不在于直接改变受众的行为，而是期望能够改变其对健康的态度，进而调整自身的行为。文献证据表明，目标明确、执行良好的健康传播材料发布不仅可以改变健康知识、信仰和态度,而且对行为也有小到中度的影响。传播广泛的健康传播材料的影响甚至可能转化为重大的公共健康影响。知信行(knowledge, attitude/belief, practice)理论强调,知识是行为改变的基础,信念和态度是行为改变的动力。只有当人们获得了有关知识,并对知识进行积极的思考,具有强烈的责任感,才能逐渐形成信念;知识只有上升为信念,才有可能采取积极的态度去改变行为,这也是健康传播材料发布的意义所在,通过多种形式传播健康相关的知识,并通过图文、声音、视频、互动等多种方式,促进受众对健康知识的理解、掌握和思考,帮助受众形成健康信念,改变对健康的态度,进而促进健康行为方式的转变,最终达到促进健康的目的。必须强调的是,只有认真遵循有效的健康传播材料的设计原则,选择合适的传播媒介,才能产生这样的影响。

第四节　健康信息生成与发布指南

一、评估现有的健康问题

对一个问题或健康问题了解得越多,就能更好地计划一个能够成功解决它的方案,因此,初始数据收集的目的是描述健康问题、受影响的人、发生了什么和应该发生什么。这样做能帮助我们考虑如何通过健康传播来帮助解决问题。

要收集可用的数据,首先检查机构或组织的信息来源。然后确定这些来源的数据与你想要的数据之间存在的差距,再寻找外部信息来源的数据进行补充。信息的来源和可获得性因问题而异。在这个阶段,理想状态下应该拥有的信息类型包括以下几点。

(1) 健康问题。

(2) 健康问题的发病率或流行程度。

(3) 受影响的人(潜在受众),包括年龄、性别、种族、经济状况、教育程度、工作和居住地点、致病相关或预防性行为。

(4) 健康问题对个人和社区(国家、工作场所、地区)的影响。

（5）可能患病的原因和预防措施。

（6）可能的解决、治疗和补救的方法。

二、制订目标

制订健康传播目标将有助于优先完成一些活动,并确定每个活动包含的内容。

重点是要制订能实现的目标。很多情况下健康传播失败的原因是最初的目标过于不合理。但也不能因为害怕失败而降低标准,这样就无法证明自己的实力和进展,还可能会减少主管、资助机构和合作伙伴对项目的支持。

一个合适的目标应该包括以下几点。

（1）支持健康传播计划。

（2）可以实现。

（3）具体到预期变化,影响的受众、具体日期。

（4）可衡量的、可以跟踪进度以便于达到预期结果。

（5）分清轻重缓急,指导资源分配。

三、定义并了解目标人群

（一）定义目标人群

根据问题的流行病学特征(谁受影响最大？谁的风险最大？)以及其他导致该问题的因素来确定目标人群。人口群体的定义通常很宽泛和简短,例如50岁以上的女性。目标人群是从广泛的人口群体中划分出来的,并根据一些特征,如心理、人口特征、地区或行为等进行更狭窄的定义,例如缺乏运动的青少年,教育和收入水平低的重度吸烟者,对健康问题的态度是听天由命的吸烟者。因为目标受众做出行为改变的能力和意愿影响健康传播目标的合理性和现实性,因此,同时选择目标人群和制订健康传播目标(步骤2和步骤3)是最有效的。通常用以下特征来定义目标受众。

（1）行为:与健康相关的活动或选择、改变行为的意愿程度、寻求信息的行为、媒体使用和生活方式等。

（2）文化：语言能力和偏好、宗教、种族、世代状况、家庭结构、文化适应程度和生活方式相关因素（特殊食物、运动等）等。

（3）生理：性别、年龄、健康风险暴露的类型与程度、健康状况、家族史等。

（4）心理：态度、对生命和健康的看法、自我形象、观点、信仰、价值观、自我效能感、人生阶段和人格特点等。

（5）人口统计特征：职业、收入、教育程度、家庭状况、居住及工作地点等。

成功的关键是通过比较找出行为的决定因素。许多规划者仅仅依靠人口、物质或文化等特征来分类。然而拥有这些共同特征的人在健康行为方面可能会完全不同。例如考虑两个 55 岁的城市妇女，她们在同一个部门工作，受教育程度相同，家庭收入也相当。她们住在隔壁，去同一个工厂上班，经常邀请对方的家人过来吃饭；她们喜欢看同样的电视节目，听同样的广播电台，经常讨论她们在报纸上读到的文章；两人都没有乳腺癌家族史，而且都在 30 岁之前有了孩子。然而，一位女性每年都会做乳房 X 线检查，而另一位则从未做过。按照人口、物质或文化等特征来分类可以把这些妇女聚在一起，但一个是关于乳房 X 线检查的健康传播的预期受众，另一个则不是。

（二）选择目标人群

当选择目标人群时，要区分项目针对的人群。主要人群是受某种方式影响的人；通常可能有一个或几个主要目标人群。如果不止一个，应在他们中间设定优先级来安排计划和分配资源。次要的目标人群是那些可以影响主要目标人群的人或者是那些可以做一些事情来帮助主要目标人群发生变化的人。这些目标人群可能需要不同类型的信息和工具来进行改变。

通常我们可以通过以下几个问题来选择目标人群。

（1）对目标人群来说，合理而现实的健康传播目标是什么。

（2）与预期的目标人群进行健康传播是否有助于完成健康传播目标。

（3）这部分成员能在多大程度上从健康传播中受益。

（4）健康信息通过可用的资源和渠道能在多大程度上到达这些人群。

（5）对于次要目标人群，这些人群在多大程度上影响了主要目标人群。

（6）我们能在多大程度上衡量目标人群的进步。

四、查阅现有的健康信息和材料

开发新的健康信息和材料既费时又费钱，因为这个过程需要创造性并且要有实际效果，所以它常常是健康传播的关键发展步骤。但是在生成健康信息和材料之前，首先应该确定是否需要创造它们。我们可以先查阅现有的健康传播材料，比如：小册子、传单、海报、影像资料等。

如果发现了相关的材料，应该考虑以下几个问题来确定它们是否适合自己的项目。

（1）材料的信息是准确的、最新的、完整的和相关的吗。

（2）材料在格式、风格、文化和可读性方面是否适合目标受众？如果不适合，是否可以修改为适当的。

（3）材料是否符合健康传播目标。

如果现有的健康信息和材料是有效的，那么建议与使用这些材料的团队取得联系并了解以下一些内容。

（1）预测试的结果如何。

（2）迄今为止材料的有效性如何。

（3）是否有一些与你的项目相关的建议。

如果你考虑使用现有的材料，建议询问制作者以下这些问题。

（1）是否可以利用或者使用这些材料，使用时有什么要求。

（2）是否可以对相关内容进行修改。

（3）既往这些材料是如何使用的。

（4）既往这些材料是如何被目标人群接收的。

五、决定材料类型

一旦你有了对目标人群有效的信息内容，通过考虑以下几个方面来确定最适合的健康传播材料类型（如宣传手册、视频、折页）。

(1) 信息的性质。

(2) 信息的功能。

(3) 传递信息的渠道。

(4) 预算和其他可用资源。

最重要的是确保选择的材料类型与选择的渠道相适应,并有助于达到所制定的沟通目标。

六、制订健康信息

制订健康信息和材料时应考虑以下几个方面。

(一) 准确性

准确性尤其重要。现在时代飞速发展,信息变化迅速,通常情况下,今年的准确数据在下一年就不一定准确了。因此,应该邀请健康主题专家参与准备发布的健康信息审查,同时与健康专家沟通,让他们接受必须使用足够简单的语言以使普通民众能够理解这一要求,还可以邀请健康专家与目标受众一起参与信息制作,让专家更能理解目标受众的知识水平和科学复杂性。

(二) 一致性

所有材料和活动中的所有信息都是相辅相成的,并遵循传播策略。无论一个信息多有创意、多吸引人或者多精彩,如果它不符合目标和确定的目标人群,那就放弃。

在同次传播发布中的所有信息和环节中应该使用相同的图形标识。在印刷品方面,在整个发布中应使用相同或兼容的颜色、插图类型和字体。如果有一个标志或主题,那就在所有材料中使用这个主题。图像和信息应该相辅相成,发出一致的信号。

科学家、政府机构和组织团体等不同来源的信息可能存在不同之处,因此,可以询问目标人群这些发布的信息对他们有什么影响,以及他们需要从健康信息中获得什么来作出决定并采取所需的行动,从而确定信息是否不一致以及如何解决不一致。

(三) 清晰明了

提供给目标人群的信息应尽可能少地包含技术、科学、官方术语，并删除那些受众做出必要的决定或采取所需行动并不需要的信息，例如关于疾病生理学的过于详细的背景，研究的不确定性或关于信息发布组织的背景等等。可读性测试可以帮助确定理解发布的健康传播材料所需的阅读水平，也可以帮助制作者认真仔细地斟酌表述语言。

突出希望目标人群采取的行动内容，给人们一个明确的建议，告诉他们希望他们做什么。例如预测试显示，一本关于参加艾滋病研究的小册子受到了目标人群的欢迎，但是没有人认识到小册子的目的是鼓励人们参加研究，并与他们的卫生保健提供者讨论这一问题。相反，几乎所有人都认为这样做的目的是给他们希望和安慰。因此这本小册子应该在不影响读者所喜欢的、充满希望的语气下进一步修改，更直截了当地鼓励人们参与研究。

(四) 与目标受众相关

受众研究能够帮助信息发布者了解目标受众可能更看重什么。对于受众的激励可能来自心理上的(如觉得自己更有控制力)、利他主义的(如会通过参与研究来帮助别人)、经济上的(如发现不吸烟能够省钱)、社交上的(如了解到锻炼是一项有趣的集体活动，可以交到朋友)、家庭驱动上的(如家人希望自己做)或者自我驱动上的(如了解到阳光照射会导致皱纹)等等。他们所看重的内容可以是信息发布的主要内容。

选择一种适合目标受众规范和期望的风格。目标人群偏好可以帮助信息发布者决定是采取理性的、还是情绪化的方法，是严肃的、还是轻松的语调。在适当的情况下，建议使用轻松、幽默的方式，但要事先确认它有效，不会冒犯目标人群。

注意地域差异。农村地区的乡村文化与城市地区的都市文化有很大差异，生活在农村地区的人一般也不太了解城市就诊的流程。因此，在农村地区和城市地区的卫生行政部门以及医疗和社会服务机构的信息发布内容方式也应该因地区而异。

在创建信息时，要使用目标人群进行预实验。当内容逐渐从熟悉变到不熟悉时，目标受众会更容易接受新信息。例如在对癌症人群发布抗癌镇痛指导信息时，可以这样写：患癌症后，出现疼痛难忍时的确可以吃阿司匹林缓解，但这并不是控制癌症疼痛的最好方法，而是应该在癌症疼痛变得严重之前就按照医生建议的时间服用抗癌镇痛药物，这样效果最好。

创建信息应匹配目标人群对行为改变的准备程度。阶段变化模型描述了人们在做出行为改变时所经历的 5 个阶段：思考前、思考、准备、行动和维持。例如期望从未听说过问题的目标人群立即进行更改是不现实的，可行的方法是先开始提高对这个问题的认识（预思考），并帮助目标人群对行为改变进行考虑（思考）。

（五）公信力

确保信息发布人是一个可信的信息源，不管是权威人士、名人还是目标人群代表。如果信息涉及保健服务和保健覆盖范围，有一个目标受众认为是公正的来源尤其重要，也就是说采取建议行动的人不存在既得利益（受利益驱使）。例如，人们可能会拒绝雇主或政府机构建议他们采取的健康措施，因为他们可能会认为这些措施的动机只是为了帮助组织省钱。

可以有选择地邀请名人来代言。选择与信息直接相关的且有理想的健康习惯的名人代言人，例如，邀请退役后仍然坚持锻炼的前运动员来宣传锻炼，或早筛发现的癌症幸存者来宣传疾病早期发现的益处等。然后在代言前向目标人群（预实验进行）确认这位名人是否合适，例如一位著名的电视名人很受体育活动推广节目的目标观众的喜爱，但大众说这与他们无关，因为这位名人请的是私人教练，这时，这位电视名人可能就并不合适担任代言人。

信息发布者还必须意识到名人代言两方面的不足：一是虽然名人可以帮助信息获得关注，但他们也可能会与信息争夺关注，或者对某些目标人群没有吸引力。二是活动或者发布会受到名人时间安排和费用的制约，名人的参与可能会导致制作延迟和额外的成本。

（六）吸引力

制作不同的健康传播材料，以吸引特定的目标人群。例如，美国国家癌症研究所在一本乳房 X 线检查小册子上设计了几个不同的封面来吸引不同文化程度的人群。同样,音频材料也可以使用特定文化的声音或音乐来制作。

吸引目标人群的注意力。目标人群收到的健康信息与其他信息相比数量差异巨大,因此健康信息必须突出才能引起注意。吸引注意力的最佳方式因目标人群而异,了解目标人群以前对什么感兴趣能够帮助信息制作者,同时概念测试和消息测试也有助于帮助他们抓住目标人群的兴趣。

制作高质量的信息材料。如果必须节省资金,那么建议选择一种更简单的方式来进行信息传播。制作质量差的材料不仅浪费资金,还可能损害健康传播的项目和信誉。

需要强调的是,无论是讲述一个新闻故事还是制作一个广告,都必须记住大众媒体只是一个提供信息的渠道,而不是教育来源。如果信息过于复杂,或者太过古板严肃,都是不适合媒体使用的,建议重新设计信息以吸引目标人群,而与媒体专业人士合作有助于信息有趣、准确,也有助于获得更大的曝光率。

第五节　健康传播材料的制作步骤

一、收集、筛选、改编现有传播材料

改编比原创性材料更加容易、经济。改编时可以从传播材料库中选出适合的材料进行参考,变动不大的传播材料,专家技术审查合格后,就可以定稿、生产、使用;变动较大的传播材料,需进行 1～2 轮预试验,再根据预试验结果修改完善,最后定稿、生产、使用。

二、创作新的传播材料

(一)目标受众的需求分析

用查阅文献、受众调查等方法,对有关政策、组织机构能力、媒体资源、受众特征及其需求进行调查分析,主要包括以下几点。

(1) 通过访谈、现场调查、文献查阅等方式,初步确定目标受众的重要健康问题。

(2) 了解目标人群的健康信息需求,明确他们想知道什么。

(3) 掌握目标人群对健康科普信息的知晓程度,了解他们已经知道什么,不知道什么。

(4) 了解健康科普信息中所建议行为的可行性。

(5) 了解影响健康科普信息传播的因素,包括态度、文化、经济、卫生服务等。

(6) 了解受众喜欢的信息形式、接受能力、信息传播的时机与场合等。

(二) 选择和确定信息内容

根据需求评估情况,选择和确定传播的信息。主要包括以下内容。

(1) 确定信息范围:围绕希望或推荐受众采纳的行为,确定信息范围,筛选出受众最需要知道、能激发行为改变的信息,以及为什么这样做、具体怎么做等相关信息。

(2) 确定具体信息内容:在确定信息范围后,收集、整理、归纳所确定范围内的相关信息,并应邀请相关领域的专家对信息进行审核。在确定信息时,应兼顾信息的复杂程度和信息量,要将复杂信息制作成简单、明确、通俗的信息,使目标人群容易理解与接受。

(三) 材料的制作与修改

材料的制作过程就是信息的研究和形成过程。要根据确定的信息内容制定制作计划,设计出材料初稿。制作计划应包括工作小组人员的分工,传播材料的类型、数量、使用范围、发放渠道、使用方法,经费预算,时间安排,评价方法等内容。

形成初稿是制作传播材料的关键步骤,需要由专业人员和材料设计人员共同根据确定的信息内容、表现形式和制作计划在一定期限内设计出传播材料的初稿。平面材料的初稿是指包含文字和配图的排版稿(分层稿)。初稿的制作和修改包括以下内容。

（1）先写出文字稿，新媒体材料或者视频类材料可写出分镜头稿。初稿不需要非常完美，但有一些基本要求。

1）语言和文字：文字简练、语言生动；信息量适合，切忌面面俱到；字体清晰、字号合适；关键信息突出等。

2）图像：要为目标人群所熟悉，符合生活习惯；多用正面表现手法，用简洁、写实、有美感的画面；使用恰当的符号和颜色；插图要符合主题需要，要有助于受众理解主题内容；如有真实人物形象一定要征得本人同意。

3）画面背景：越简单越好，应有利于主题的表现和信息的理解；不必要的背景坚决去掉，不要为了美观喧宾夺主；在农村地区使用的材料画面应考虑农村习俗。

4）色彩：适合目标人群的生活习惯；非主题部分色彩不要太艳丽，以免分散视线；颜色种类控制在 3 种以内较好。

5）社会文化：无论是文字、画面、音乐，都要符合目标人群的社会文化背景、风俗习惯、信仰；应以正面表现手法为主，力求具有文学性、艺术性和幽默感。

（2）专家对初稿进行技术审查。在目标人群中进行预试验之前，要组织相关专家对初稿信息的准确性、科学性进行审查，修改不准确、不科学的信息，保证初稿的信息准确、科学，无错误。

（3）对初稿进行预试验。请目标人群来评议和提修改意见，这是对传播材料的可理解性、可接受性、可说服性等向目标人群进行测试（详见第三章第三节）。预试验要了解目标人群的理解和接受程度，使用量大的材料要经过多次预试验和修改。不同形式的材料预实验通过标准不同，以图文资料为例，终止预试验的一般标准是：至少有 70% 的受试者可以独立地正确解释图片，并且至少有 90% 的受试者可以独立地正确解释图片和文字，并理解信息所建议的任何行动。

（4）修改和定稿。根据预试验结果，修改文字和画面（包括音乐、配音等）。如果需要，再次预试验。定稿应以预试验的结果为基础。

（四）材料制作涉及的一些问题

（1）平面媒体的常见问题如下。

1）文字太多。

2）字号太小。

3）文字在图画上或者文字与底色的反差小。

4）使用专业徽标太突出。

5）画面杂。

6）色彩过暗。

（2）新媒体的一些共性问题如下。

1）内容设置重复雷同。

2）功能设置流于形式。

3）诚信度低。

4）泄露隐私。

（3）使用注意事项：传播材料的使用是影响传播效果的关键因素，要注意区分不同类型传播材料的适用人群。

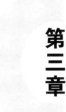

第三章

健康传播材料发布的工作机制

2020年6月1日正式实施的《中华人民共和国基本医疗卫生与健康促进法》明确规定："建立健康知识和技能核心信息发布制度,普及健康科学知识,向公众提供科学、准确的健康信息。"健康传播若要有效达到预期目的,健康传播材料的制作与发布至关重要。只有使用科学适宜的健康传播材料,通过有效发布传播才能达到目标受众,并影响和促进受众的健康行为,从而使健康传播的意义得以体现。

健康传播材料的制作和发布都受到健康传播过程中基本要素的影响,这些基本要素包括参与者、健康信息、传播方式、噪声及反馈。根据健康传播的基本要素,健康传播材料发布的工作机制主要包括审核把关机制、风险评估机制、准备协调机制、应急响应机制、反馈评价机制。在这个信息爆炸的网络时代,为了更有效地传播健康信息,健康传播材料发布的工作机制亟须持续强化其时代性、贴近性。为此,我们需要确保其工作机制更加科学化、规范化,以实现严格的内容审核把关,合理研判潜在风险,充分准备并协调各方资源,确保快速应急响应,以及实施有效的反馈评价机制(图3-1)。

第一节　审核把关机制

健康传播是一个多向流动的过程和综合复杂的系统,健康传播材料的发布

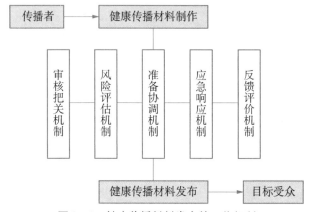

图3-1　健康传播材料发布的工作机制

是健康传播系统中的关键环节之一,它既要遵循普适的传播规律,又需符合健康传播的特殊要求。健康传播的重要目的在于通过健康信息的有效传递,实现受众健康行为的改变,从而维护和促进健康。因此,有关行为改变的传播理论模式在健康传播领域广泛应用,包括健康"知—信—行"模式、健康信念模式和传播生态模式、传播系统模式等。

近年来,有研究者在强调传播"反馈"作用的同时,也愈加强调"前馈"在传播中的作用。前馈是不同于反馈的一种控制机制,系统通过对一种或多种可能干扰输出结果的信息进行事先控制,以达到减少不合乎目标范围的输出结果、提高传播效率的目的。有前馈的系统无须等到反馈结果出现后再被动地对输出结果进行修正,而是能够事先主动采取控制措施。鉴于健康传播材料发布的专业性强、受众面大,能直接影响人民群众的健康行为,因此健康传播材料发布的审核把关和前馈作用显得尤为重要。

一、健康传播材料发布的审核把关主体

《健康中国行动(2019—2030 年)》提出,为积极应对当前突出的健康问题,必须关口前移,采取有效干预措施,努力使群众不生病、少生病,促进以治病为中心向以人民健康为中心转变。进入新时代,人民群众对于健康信息需求和健康促进要求越来越高、越来越复杂,对健康传播内容的期待也越来越大。同时,网

络的飞速发展和媒体深度融合为健康传播提供了愈加广阔的舞台。然而,当前我国的健康传播领域仍面临诸多挑战。部分传播模式和传播材料形式陈旧、内容枯燥、方法简单,缺乏创新性和吸引力。更为严重的是,伪科学信息充斥其中,混淆视听,健康谣言时有出现,误导公众,甚至导致不良后果。因此,所有健康传播材料的发布主体,都应进一步完善审核把关机制,以提升传播内容的科学性和有效性。

传播者是传播活动的发起者,也是传播过程的起点,健康传播中的传播者是向传播对象传递或沟通健康信息的人或组织。健康传播材料发布的主体主要包括各级政府部门(特别是卫生行政部门),医疗卫生、教育等机构,社区等基层群众性自治组织和社会组织,大众媒体及部分网络自媒体和个人等。健康传播材料发布的主体就是健康传播材料的审核把关人和第一责任人。

（一）政府部门

各级政府特别是卫生行政部门是健康传播与健康促进的政策制定者和主要发起者,他们负责统筹规划健康传播目标,组织和指导具体传播实施的方案,统筹协调健康传播材料发布与反馈的全过程。政府在健康传播材料发布中发挥主体作用体现在:第一,政府职能的内在要求是普及健康知识,维护社会公众的健康权益,提高全民健康水平。第二,人民群众对政府的导向十分敏感,也充满信任,并往往将此作为自我健康选择的主要依据。健康信息导向的正面性和积极性,能够激发群众对健康追求的积极性和主动性。第三,政府是健康资源的主导者,也是健康信息的管理者,它管理着丰富的健康信息资源和一支专业的人才队伍,是健康传播的主力军,对信息传播渠道拥有管理统筹的职权。第四,政府的重视和投入是有效开展健康传播的保障。政策、法规的制定,财政经费的投入,组织实施社会动员等,都离不开政府的参与。因此,政府在健康传播材料发布中起着主导性作用,承担着审核把关的主体责任。

（二）医疗卫生、教育等机构

医院、疾控中心等医疗卫生机构和学校等教育机构是直接从事健康保障和健康促进服务的职能部门,在健康传播中发挥着独特的作用。健康传播工作中,医疗卫生系统机构人员为了普及科学的健康知识,可凭借自身的专业技术优势和行业特点,制作并发布健康传播材料。他们的最大优势在于能够利用工作网络或者媒介网络传播科学、专业的医疗知识,如通过开辟健康知识宣传栏、印制和散发健康知识宣传资料、制作通俗适用的健康提示标语或广告牌等形式,发挥健康传播积极作用。处在医疗一线的医务工作者对各类疾病和健康问题有丰富且科学的认识,他们可保证健康传播的专业性与科学严谨。而由健康教育专业机构发起的健康传播活动一般以科普、健康教育为主要传播目的,将深奥难懂、专业性强的医学知识和健康知识用通俗化、易于理解的方式传播给公众,从而使大众提高健康素养。各级各类医疗卫生机构、公共卫生机构与健康教育专业机构可以紧密配合,在健康促进与健康教育工作计划制定、活动开展和效果评估等方面发挥所长,共同探索适宜不同人群的健康促进与健康教育策略和措施,制作并发布有针对性的健康传播材料,以促进公民健康素养的提高。因此,在这一过程中,医疗卫生机构和健康教育专业机构都是健康传播材料发布的实施者和把关者。

(三) 基层群众性自治组织和社会组织

健康中国行动明确了"全民参与、共建共享"的基本原则,鼓励和引导单位、社区(村)、家庭及个人行动起来,以形成政府积极主导、社会广泛动员、人人尽责尽力的良好局面。社区是人们生活和生产的基本环境,有着为居民提供健康信息、健康技能和健康服务的责任和天然优势。作为党和政府联系群众的桥梁纽带,社区网络"纵向到底、横向到边、城乡兼顾、覆盖广泛",社区工作人员长期扎根基层、贴近群众,在健康传播材料发布、提供群众性健康服务方面具有独特优势。

(四) 大众媒体

大众媒体包括报纸、杂志、电视、广播等传统媒体和网络、社交平台等新媒体。大众传媒是社会的喉舌,与群众生产和生活息息相关,其社会覆盖面广,社会影响力强,传播的媒介作用大,直接与群众接触并产生直接影响。大众媒体的传播活动具有专业性强、传播速度快、覆盖范围广等特点,在扩大提高公众对健康信息的接触面、知晓度方面能够发挥巨大作用。在高度信息化的新形势下,它既是健康传播材料发布最主要的方式,也是健康传播的主要阵地之一。媒体追求新闻性,即新、奇、快的特点,医学则追求科学、严谨、准确。如何做到新闻传播与传播健康的和谐统一是大众媒体健康传播材料发布需要重点关注的问题。各类大众媒体都在积极探索和推进健康传播材料发布(图3-2)。

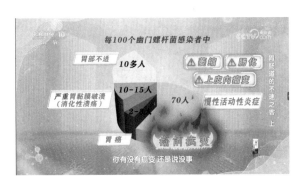
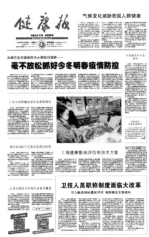

图3-2　大众媒体健康信息发布示例(分别截自 CCTV10 和《健康报》)

(五)网络自媒体及个人

自媒体是信息传播技术发展到较高阶段的产物,其主要特征是:任何具备一定条件的个体,都可以利用持有的、可以由自己支配的设施设备,通过特定的传播途径,相对自由地披露信息和发表意见。随着网络的快速发展,已经进入了"人人都有麦克风、人人都是传播者"的时代,网络传播的去中心化现象显现无疑,信息生产变得简便、快捷,每一个体都可以通过网络自媒体发布信息,传递声音。很多具有一定专业背景的自媒体和个人公众号也开始涉足健康传播领域,用喜闻乐见的方式和话语体系传播健康信息,成为发布健康传播材料、普及健康知识的生力军。例如,健康传播指数研究院发布的2024年上半年微信平台科普医生传播力前10名的"医路向前巍子""中医肿瘤专家何生奇""恩哥聊健康"等等都是自媒体进行健康传播和健康传播材料发布的重要主体,深受群众喜爱和信任(图3-3)。

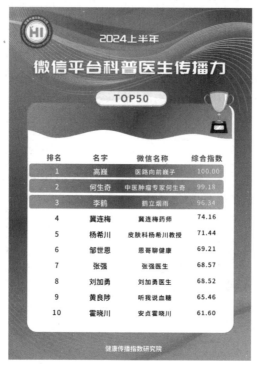

图3-3　中国医疗自媒体联盟中国微信影响力排行榜（2024上半年）

二、健康传播材料发布的审核把关流程

　　并不是信息越多就代表我们越聪明、越开放，因为信息不仅讲究数量，更关键的是质量。在传统媒体时代，与信息相生相伴的是"信息把关人"。传统媒体时代，信息有限，信息的传播渠道也有限，作为终端的用户接收到的信息，往往是经过传媒机构和媒体人选择和编辑过的。在传统信息发布控制系统中，通过各个层级的把关人来完成信息审核和把关，"把关人"处于决定发布内容的支配地位。前章已经介绍了"把关人"理论，信息把关人的存在，可以在很大程度上保证信息的真实性和准确性，就像沃尔特·李普曼（Walter Lippmann）说的："到达报社编辑部的当日新闻是事实、宣传、谣言、怀疑、线索、希望和恐惧的混合体，其杂乱无章令人难以置信。"

随着网络社会的发展,网络是"去中心化"的"新型互动媒介",在网络传播中并不存在着一个固定的传播者的概念,传播者和受传者的区别在减小。网络传播使昔日的把关人失去了信息传播中的特权,"把关人"这一传统角色在逐渐弱化。因此,在健康传播材料发布前,要强化把关发布信息的科学性、真实性,同时要适应传播规律,使发布信息具有一定的新闻性、趣味性和贴近性,更好接近受众,提升接受度。

(一) 完善工作机制

不同传播主体所开展的健康传播活动各有差异,不同类型的信息传播主体其内部把关机制也各不相同。为了优化健康信息的传播效果,我们首先需要进一步强调审核把关在健康传播材料发布中的前置重要性。针对不同发布主体的特点,建立相应的健康信息发布审核把关机制,通过机制化的流程过滤可能影响传播效果的噪声和隐患,从而确保健康传播材料得到精准制作和有效发布。

1. 明确审核层级

作为健康传播主要传播者的卫生部门主要分为以下几类:一是各级卫生行政主管部门;二是各级卫生行政主管部门的直属单位;三是卫生行政部门所属的社会团体、行业协会及其他群众性组织。这些单位和组织是健康传播材料最主要的发布者。各级卫生行政主管部门是健康传播的领导机构,各级卫生行政主管部门的直属单位和社会团体等是具体负责健康传播的实施机构。要建立审核把关制度,明确实施机构内部的审核把关流程和领导机构与实施机构间的审核把关层级,按照分层把关的流程开展健康传播材料的制作和发布工作。

2. 落实主体责任

健康传播信息也遵循信息发布的"谁管理谁负责、谁发布谁负责"原则,因此,尤其是政府中的卫生行政部门作为主要的健康传播的管理者、健康传播材料发布的实施者,在健康传播中占主导地位,应承担健康传播材料发布的主体责任。各层级把关人职责应是对信息内容起到"把关"和过滤作用,对信息进行选择取舍,突出处理及删减内容,决定向受传者提供哪些讯息,并试图通过讯息造成某种影响。一方面,要对信息的真实性、伦理道德、社会公德等进行审查;另一方面,采取必要的技术手段,过滤掉不适合传播的内容。

（二）打造专业团队

健康传播材料是为了一定的健康传播目的，针对目标受众而设计、制作、承载和传递特定健康信息的载体，聚焦特定的健康专业领域的健康知识、健康观念和健康政策等，因此极具专业性。任何一类健康传播材料的制作与发布，都需要相应领域的专家进行审核把关。对于政府部门和专业的医疗卫生、教育机构等来说，应当建立、健全健康教育的专家库和资源库，组织卫生相关专业机构和人员针对重点健康问题和出现的公共卫生事件，编写健康教育核心信息，制作适合不同人群的健康传播材料，对每一次健康传播材料的发布进行把关。对于媒体和个体传播者来说，在制作和发布健康传播材料前应当有针对性地邀请该领域专家对材料核心信息的专业性和科学性进行把关。

（三）强化法律和道德约束

为保障健康传播的实施，政府部门就健康传播材料发布等健康传播工作制定相应的政策、法律法规、实施条例等。法律法规通常具有强制性的约束力，传播者的职业守则是较为软性的自律规范。这一层"把关人"虽然不居于"把关"工作的"第一线"，却是最后也是最强有力的一道关卡，它能保证社会各种传播活动的正常进行，而不至于逾越法律和道德的底线。

每个人是自己健康的第一责任人，应当树立和践行对自己健康负责的健康管理理念，主动学习健康知识，提高健康素养，加强健康管理；尊重他人的健康权利和利益，不得损害他人健康和社会公共利益。公民拥有健康信息发布的权利，所以自己需要充当传播的把关人。信息的真实性与意见的可靠性首先是由自我来"把关"。在网络表达观点或分享信息，就意味着进入了公共舆论空间，因此，对所要发布的信息要把好出口关，不能信马由缰。不能制造虚假健康信息，不得传递虚假或可疑的信息；发现虚假或可疑信息时应及时举报，主动验证和辟谣。

《健康中国行动（2019—2030 年）》中明确规定，要建立并完善健康科普"两库、一机制"。建立并完善国家和省级健康科普专家库，开展健康科普活动。中央级媒体健康科普活动的专家应从国家科普专家库产生，省级媒体应从省级以上科普专家库产生。建立并完善国家级健康科普资源库，出版、遴选、推介一批健康科普读物和科普材料。针对重点人群、重点健康问题应组织编制相关知识和信息指南，由专业机构向社会发布。构建全媒体健康科普知识发布和传播的机制，加强对健康教育内容的指导和监管，依托专业力量，加强电视、报刊健康栏目和健康医疗广告的审核和监管，以及对互联网新媒体平台健康科普信息的监测、评估和通报。对于出现问题较多的健康信息平台要依法、依规勒令整改，直至关停。对于科学性强、传播效果好的健康信息，予以推广。对于传播范围广、对公众健康危害大的虚假信息，组织专家予以澄清和纠正。

三、健康传播材料发布的审核把关原则

健康传播的受众是社会人群，他们有着不同的健康需求和信息需求，传播内容要符合受众的年龄、生理与心理特点。根据传播学使用与满足理论，受众会主动选择自己偏好或需要的传播内容，并通过所选择的信息使自身的需求和动机得到满足。受众在接受信息传播过程中的共同心理特征，除了表现为选择性注意、选择性理解和选择性记忆三种信息选择性的心理因素外，还有"5 求"心理，即求真、求新、求短、求近、求情厌教。同时，传播效果还受到受众社会经济文化特征的影响，如民族、年龄、性别、职业、文化水平、宗教、经济状况等。受众的生活方式、卫生习惯、对卫生知识的需求以及对新信息的敏感性也与传播效果密切相关。此外，传播活动所处的自然和社会环境也是重要因素。例如，传播活动的地点、场所、距离、环境布置和社会经济状况、文化习俗、社会规范、政府及社区的政策法规等也会在一定程度上影响健康传播的效果。

根据受众特点制订传播策略是传播学理论在健康传播中的具体应用。在健康传播材料发布中，传播者要全面筹划设计，仔细分析研究，避免健康传播的盲目性，提高传播效果。作为面向公众的健康传播材料必须同时兼具政治属性、科学属性和审美属性。

（一）政治属性

政治属性是所有健康传播材料必须遵循的基本原则。健康传播材料必须严格遵守国家法律法规，不违背社会主义核心价值观，不违背法律法规和伦理道德

规范;不危害社会公德或者中华优秀传统文化传统;不破坏民族团结,侵犯民族风俗、习惯;不出现与港澳台地区相关的表述错误,中华人民共和国地图不完整、比例不正确等;不出现有损国旗、国徽、国歌形象等;不对社会弱势群体、患者、残疾人等使用歧视性语言或态度;不包含邪教、迷信信息等。避免在民族、性别、宗教、文化、年龄或种族等方面产生偏见的信息,尊重文化差异和风俗习惯。

(二) 科学属性

1. 科学性原则

健康信息要求有可靠的科学证据,符合现代医学进展与共识。发布应尽量引用政府、权威的卫生机构或专业机构发布的行业标准、指南和报告,有确切研究方法且有证据支持的文献等。信息中属于个人或新颖的观点应有同行专家或机构评议意见,或向公众说明是专家个人观点或新发现。此外,信息不能包含任何商业信息,不宣传与健康教育产出和目标相抵触的信息。

科学性是健康信息的生命。只有科学的健康传播材料,才能真正给受传者有益的影响,帮助其避免危险行为,建立健康生活方式,树立正确的健康价值观,提高生活质量,为受众带来长远的健康回报;同时为传播者建立专业权威、值得信赖的良好形象,拥有忠实且不断扩大的受众群,从而可以持续获得可观的传播效果。

时下一些伪科学的"健康信息"不断出现,哗众取宠、喧嚣一时、误导公众、害人不浅,往往也会很快被识破,同时断送传播者自身的"信源"资格。如河北省抚宁县广播电视台违法发布"唐通 5.0""好身板暖甲""康谷丹舒筋活络丸""古霸王大风丸""追骨宁舒筋活络丸"等虚假广告,利用专家、患者对产品的疗效、治愈率、有效性、安全性作出保证;吉林省王沿华利用微信发布《糖尿病的病根在哪?159 为什么调理糖尿病效果好呢!》等虚假内容及链接,在微信朋友圈反复转发分享,广告中宣传"159 素食全餐"有疾病治疗效果,使用未经证实且并没有准确出处的引用数据进行宣传;浙江宁波声广传媒有限公司制作违法保健品广告,通过多家电视台播放"藏密双宝"节目,推销藏宝保健滋补液;安徽合肥仁爱医院在合肥仁爱中医医院网站、合肥口腔黏膜总院网站网页中宣传"中国口腔病免疫协会大力推广技术 COR－中西医口腔黏膜康复体系中西结合、治愈率高达

98.6%,杜绝复发和癌变"等内容,假借公益活动宣传,误导患者就医;等等。

2. 准确性原则

准确就是要求健康信息内容正确,没有事实、表述和评判上的错误。信息的语言与文字要适合目标人群的文化水平与阅读能力。信息和使用符号要准确、通用、适合受传者理解与媒介采用,在健康信息传播过程中,要注明信息来源、出处,注明作者或审核者的身份,注明信息发布、修订的日期以及科学依据等。针对公众关注或急需解决的热点、重点问题要及时进行解读或回应,而科学的认知需要在实践中验证,因此当回复的内容属于个人或者新颖的观点时应该有同行专家或者机构评议的意见,或者向公众说明是专家的个人观点或者新发现。

3. 适用性原则

由于受众教育程度的不同以及获得信息多寡的差别,就会形成"知"的鸿沟——知沟。当人们认为某一信息对他们的生活影响不大时,知沟最容易形成;越是与人们日常生活关系密切的信息,越被人们关注和接受,也越能产生广泛的影响。实用的健康信息因其具有较强的现实指导意义,与人们日常生活关系密切,能被广泛地关注和接受,因此在告诉受众如何运用健康知识、技能给出行为指导时,健康信息应考虑公众的生活条件,尽可能降低依从指导的精神成本和物质成本。健康传播材料要具备针对性和指导性:主题明确,信息简明,通俗易懂,有明确的行为建议,行为建议要具体、实用、可行。一个完整的健康信息应能有效地指导人们的卫生行为。因此,信息内容不仅要包括"是什么""为什么",还要告诉人们"如何做"。

4. 通俗性原则

健康信息多源于医疗卫生保健科学知识,大都具有较强的专业性,往往带有深奥难懂的专业术语,这样的信息直接传播给受众,则难免传而不通。这就要求健康教育工作者成为专业知识和普通受众之间的桥梁,把专业知识"翻译"成为通俗易懂、易于理解记忆的信息。发布中可以多借助流行语这种简易、时髦、权威的强势语言模型,增强健康信息的吸引力。健康科普信息要适合目标人群的知识结构和理解能力,特别强调应注意适合文化程度比较低的人群(如儿童、文盲)。在设计健康信息时,应注意以下几个原则:易懂、实用、简明、中肯、在文化和社会习俗上适当。

（三）审美属性

健康传播材料的制作也是一种艺术创作的过程，任何传播材料和传播形式都需要符合受众的审美需求，才能达到更好的传播效果。传播材料需要立意新颖、表述清晰、重点突出、设计巧妙、趣味性强，兼具艺术性与审美性。信息内容要晓之以理与动之以情，用丰富的情感来打动人心，引起注意，具有强烈的吸引力和感染力。图3-4分别展示了医务人员洗手和家庭吸烟的场景。左图用万花筒似的7幅图片展示了洗手的7个步骤，同时用围成圈的形式说明了洗手的屏障作用；右图则一方面用没有涂色彩的父亲显示吸烟有害健康，另一方面用沙发的距离显示吸烟影响家庭关系。两幅图都有极大的视觉冲击力。

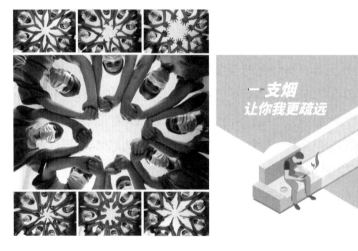

图3-4　上海市健康传播设计大赛获奖作品：《七步洗手法》《一支烟，让你我更疏远》

第二节　舆情研判与风险评估机制

舆情是由个人及各种社会群体构成的公众，在一定的历史阶段和社会空间内，对自身关心或与自身利益紧密相关的各种公共事务所持有的多种情绪、意愿、态度和意见的总和。网络舆情是指在互联网上对社会热点问题或突发事件等不同看法的网络舆论,通过互联网平台传播的公众对现实生活中某些热点、焦点问题所持的有较强影响力、倾向性的言论和观点,是社会舆论的一种表现形式。它以网络作为载体,舆论事件作为核心,是广大网民观点及立场等的表达、传播与互动,加之后续形成的影响力的集合,是社会舆情在互联网空间的映射,直接反映社会舆情。

随着互联网的迅猛发展,新型传播方式不断涌现,政府的施政环境发生深刻变化,舆情事件频发多发,加强舆情研判、做好舆情回应日益成为提升治理能力的内在要求。网络时代,卫生健康领域的舆情事件呈现出迅速发酵、复杂多变、波及范围广等特点,信息传播门槛降低、舆论源头分散多元,使得舆情研判和舆论引导的需求不断增加。正确认识舆情、有效研判舆情,把握卫生健康领域的舆情事件规律特征,有效规避在健康传播材料发布过程中引发的舆情事件,是做好健康传播工作的应有之义。

一、健康传播材料发布的舆情风险

卫生健康领域的舆情事件具有指向性、扩散性强,关注度高等特点,在健康传播材料发布过程中,可能因为各种原因引发舆情事件。健康信息生成与传播过程包括需求评估、信息生成、预试验、风险评估、信息传播和效果评估等环节,在信息正式发布之前,应对信息进行风险评估,以确保健康信息发布后,不会与法律法规、社会规范、伦理道德、权威信息冲突,导致负面社会舆论;不会因信息表达不够科学准确或有歧义,引起社会混乱和公众恐慌或对公众造成健康伤害。

(一)信息发布不准确造成误导

健康信息的真实、准确是健康传播的首要要求。健康传播材料发布过程中,因发布流程的疏漏或审核把关不严等因素,都可能导致发布不准确的信息,对公众的健康行为产生误导,更有甚者,会引发严重的健康问题甚至突发事件。例如,媒体为了强调青年群体的亚健康状态,往往会报道突然感染"败血症"的年轻人,但多数回避了"败血症在老年人、婴儿和免疫系统受损的人中更为常见"这一事实。这类报道很可能引起过度恐慌，让越来越多的人接受不必要的败血症检查，造成医疗资源的浪费。而美国资深健康记者加里·施维泽(Gary Schwitzer)创立了监督网站 HealthNewsReview. org 并针对"新闻报道是否准确表述干预治疗的副作用"建立了如是否提及潜在危害、是否量化潜在危害、是否真正描述出潜在危害的严重性、是否提及那些可能对患者的生活产生重大影响的所谓的轻微副作用等 10 余条审查标准，该网站在对 2 600 余篇健康新闻审查后发现 63％的报道不符合此标准。这说明信息如果发布不准确会带来极大的风险。

(二) 信息发布涉及敏感议题

健康传播材料中涉及政治敏感、社会敏感或者针对部分群体的敏感议题和不恰当表述都可能引发反感情绪或舆情事件。例如，国家《预防艾滋病性病宣传教育原则》就对艾滋病性病的信息发布进行了明确要求，提出："在艾滋病疫情报道中，凡涉及感染者、患者的个人情况，未经本人同意，任何单位或个人均不得公开泄露，电视影像的遮挡必须可靠。"涉及艾滋病疫情的报道，数字要准确，发稿前应经当地卫生行政部门核实。关于通过不规范、不安全的供输血，注射，牙科检查治疗等侵入人体医疗操作传播艾滋病的案例以及其他有关违法案例的报道，为不影响正常的执法管理和医疗卫生工作秩序，发稿前应经当地卫生行政部门及审理案件的公安、司法部门核实。报道艾滋病治疗药物和防治成果时要特别慎重，必须经有关卫生行政部门核实。失实的报道，不但会误导群众产生消极影响，而且可能触犯国家有关药品法规，也有损国家形象。

(三) 信息发布有违社会规范或道德伦理规范

健康传播信息在制作和发布过程中具有特殊的社会规范和道德伦理规范，包括不能有信息失实、语言低俗、特殊歧视、言语侵权等情况。健康传播信息失范有时很明显，人们容易辨识，引发负面评价；有时却不易察觉，但会引发特定人群的反感。例如日本关于禁毒的宣传材料上曾有过这样一句标语："毒品是社会的癌症。"这句话看起来似乎没有什么明显的问题，只是用比喻形容毒品对社会的严重危害，然而这一提法却受到日本癌症患者的强烈抗议，患癌症好像伤害了社会一样，无疑加重了癌症患者群体的伤痛。

二、健康传播材料发布舆情监测与研判

(一) 舆情监测

舆情监测是对公众在现实生活中对某些热点、焦点问题持有较强影响力、倾向性的言论和观点进行监测和评估的行为。通过对舆情预警、舆情监测、舆情督导、舆情应对等工作给予相对客观全面的数据支持和价值判定,避免舆论引导工作的盲目性和无效性。网络舆情监测包括人工监测和技术软件监测两种主要方式。

1. 人工监测

人工监测即指定相关人员通过搜索网络信息,以实现及时发现舆情的目的。在互联网时代,海量信息交汇,人工监测精力和覆盖面有限,无法做到全面和实时。人工监测可根据需要,选择重点监测的平台与渠道,以提升监测预判的效果。

2. 技术软件监测

技术软件监测即通过技术软件监测舆情信息,通过网络爬虫自动抓取各类互联网平台上的信息数据,并通过关键词和相关提取规则等筛选出有效信息。相比人工监测,技术软件的监测覆盖范围更广泛,同时可以实时监测。

(二) 舆情研判

舆情的研判机制是"对舆情的定性与定量给出的一种价值和趋向判断的过程",它针对舆情动态、现状、指向、趋势等方面建立起分阶段、分步骤的相应观照机制。在监测预警的基础上,需要对特定舆情信息进一步加以研判。监测预警环节所收集到的信息一般是分散的、原生态的,无法反映事件全貌,因此需要从多个维度对舆情信息加以综合分析,得出研判结论,以清晰、简洁、准确地反映舆情态势。在健康传播材料发布中要加强舆情研判,及时发现、及时预警、及时反馈。一旦发生舆情,要对事件的性质、舆情走势、可能出现的风险等进行及时准确的评估,提出预控处置意见,按程序报审后进行处置。舆情研判一般分为3类。

1. 热度研判

舆情热度研判即研判舆情事件在互联网上的传播广度和信息量,以判断事

件在舆论场上引发的关注度高低,预估下一阶段舆情热度变化情况。

2. 意见研判

舆情意见研判即判断各方对特定议题所表达的态度、情绪、意见倾向。

3. 风险研判

对整个舆情事件整体风险进行研判,以得出最终处置方案。

三、健康传播材料发布舆情应对

如今,随着舆论环境的深刻演化,频繁且多样的舆情事件带来了前所未有的挑战。因此,舆情监测和应对处置能力已然成为推进健康传播工作的核心要素。近几年,卫生行政部门在政务公开和舆情回应方面的工作取得较大进展,已经形成了一个发布、解读、回应衔接配套的工作格局。但是,与互联网对社会治理提出的新要求相比,与人民群众的期待相比,仍存在工作理念不适应、工作机制不完善、舆情回应不到位、反馈效果不尽如人意等问题。因此,各个健康传播主体,特别是政府卫生行政部门要高度重视健康传播材料发布的舆情研判和应对工作,切实增强舆情意识,建立健全舆情监测、研判、应对机制,把握舆情处置原则,落实舆情工作责任。

(一)舆情应对的基本原则

1. 公开透明原则

按照"公开为常态,不公开为例外"的要求,正确对待舆论监督,做到不缺位、不失语、不被动,牢牢抓住信息发布主动权。

2. 及时响应原则

切实提高舆情回应实效,快速反应、及时发声,并根据工作进展情况,持续发布权威信息。对监测发现的舆情,要加强研判,区别不同情况,进行分类处理,并通过发布权威信息、召开新闻发布会或吹风会、接受媒体采访等方式进行回应。

3. 分级负责原则

牢固树立舆情危机和公开意识,坚持"属地管理、分级负责"和"谁主管、谁负责",注重源头防范、源头治理、源头处置,做到有责、负责、尽责。

4. 科学有效原则

按照国家法律法规和有关规定,尊重宣传和舆情发展规律,把握好时、度、效、管理能力和引导能力。

5. 真诚担当原则

回应内容应围绕舆论关注的焦点、热点和关键问题,实事求是、言之有据、有的放矢,避免自说自话,力求表达准确、亲切、自然。要适应传播对象化、分众化趋势,充分利用新兴媒体平等交流、互动传播的特点和政府网站的互动功能,提升回应信息的到达率。

6. 双向互动原则

规范和整合政民互动渠道,探索建立网上群众路线工作法,快速受理群众咨询投诉,及时公开热点、敏感话题真实情况,发挥舆情在传播政务信息、引导社会舆论、畅通民意渠道中的作用。

(二)舆情处置的工作流程

1. 监测预警

安排专人负责监测收集涉及本单位的政务舆情,及时掌握了解网络等舆情动态,加强与负责网络信息监管的相关部门的衔接,实现舆情信息资源互通互动互助共享,形成"全覆盖、全方位、全天候"的舆情监测体系。

2. 分析研判

健全舆情研判标准,根据舆情内容、公众反应、媒体介入程度等,完善舆情监测预警机制,准确判断回应价值。健康传播材料发布前,要进行舆情风险评估,通过舆情跟踪、抽样调查、重点走访、会商分析等方式,对传播内容可能引发的各种风险进行科学预测、综合研判,确定风险等级并制订相应的处置预案。

3. 及时回应

积极通过网上发布信息、组织专家解读、召开新闻发布会、接受媒体专访等形式,多角度回应,深层次引导。建立健康传播发布与舆情回应相协调的工作机制,将依法依规发布信息贯穿于舆情处置、回应的全过程。充分利用网络平台,及时准确公开政府信息,在网络领域传播主流声音。加强新闻发布在舆情应对中的作用,正面回应,主动发声,引导舆论,增强舆情应对的权威性和时效性。

4. 处置整改

推动完善网上网下相结合的综合防控体系,按照"网上问题,网下解决"的要求,将舆情处置和事件处置相结合。规范舆情反映问题的受理、转办、反馈等工作流程。建立健全敏感舆情协同处置机制,强化全局"一盘棋"意识,努力形成信息共享、多方参与、齐抓共管的工作格局,各司其职,提高应急处置效能。对因工作重视不够、应对无方、处置不力、发生重大问题、造成严重社会影响的,将依纪依法严肃追究相关人员责任。

5. 总结评估

不断完善舆情信息管理制度,不断提高相关人员的政策把握能力、舆情研判能力和回应引导能力。加强督促检查和业务培训,切实增强舆情意识,转变理念,提高发布信息、解读政策、回应关切的能力。建立舆情回应激励约束机制。

第三节　准备协调机制

在健康传播材料最终定稿和发布前,需要经过预试验、发布渠道选择等系列准备协调流程,以确保材料发布的准确性和针对性,进一步提升健康传播的有效性。

一、健康传播材料的预试验

健康传播材料预试验是指在材料最终定稿和投入生产之前,对健康传播材料在一定数量的目标受众中进行试验性使用,从而系统收集目标受众对传播材料的反应和评价,并根据反馈意见对传播材料进行修改完善的过程。预试验的目的是通过了解目标受众是否理解材料传播的信息内容,是否喜欢材料的表现形式和视觉舒适度,以及评估信息的易读性、实用性、贴近性和趣味性等,从而为修订和完善健康传播材料提供反馈意见,保证材料制作的质量和材料发布的传播效果。

（一）预试验的实际意义

一是预试验可以帮助我们加深对目标受众的了解。了解目标受众的特点，如他们的知识、态度、行为及其影响因素，是制作健康传播材料的必要前提。在材料制作的初期阶段，通过预试验使目标受众代表参加到健康传播材料设计中来，有助于增强材料设计的针对性。预试验还可以从调查对象处获得关于材料的新建议和其他需求。此外，通过预试验，我们可以评估哪些因素容易让目标受众感到困惑或敏感，从而根据反馈进行改进。

二是预试验有助于提高传播效果。通过预试验，可以完善信息材料的设计、增强材料的针对性和指导性，进而有效提高传播效果，推动传播目标的实现。

（二）预试验的内容、步骤与方法

1. 预试验的主要内容

（1）吸引力：通过试验确定哪些内容对目标受众最具有吸引力，最可能产生好的传播效果。

（2）可理解性：深入浅出，尽量少用过于专业的词汇。

（3）可接受性：是否有让目标受众感到不舒服的地方。

（4）说服力：是否有效使用了相应的说服技巧，目标受众的态度和行为是否会受到影响。

2. 预试验的基本步骤与方法

（1）明确健康传播计划及预期目标。

（2）制订预试验计划，明确预试验目标受众、内容、方法、进度、预算、保障等。

（3）预试验的准备：访谈人员的选择和培训、招募、提纲设计、物资准备等。

（4）现场数据收集与数据解读。

（5）凝练修改意见。

（6）对健康传播材料进行修改完善。

健康传播材料预试验需要根据传播材料的性质和传播渠道选取最适宜的方法。一般采用定性研究的快速评估方法，包括重点人群专题小组讨论、中心场所调查、可读性测试、个人访谈、资料观摩等。根据预试验反馈结果，对健康传播材料进行及时修改调整。

二、健康传播材料的发布渠道选择

中国互联网络信息中心(CNNIC)发布的第 54 次《中国互联网络发展状况统计报告》显示，截至 2024 年 6 月，我国网民规模接近 11 亿人，较 2023 年 12 月增长 742 万人，互联网普及率达 78.0%。新增网民 742 万人，是以 10～19 岁青少年和"银发族"为主。数据表明，移动互联网应用蓬勃发展，移动互联网已经成为信息传播的主渠道，进一步覆盖网民日常学习、工作、生活，"互联网＋"的传播生态逐步形成，健康传播必须适应交互式、多元化的移动传播新格局。互联网时代受众需求越来越多样，参与意识越来越强，健康传播要适应分众化、差异化传播趋势，聚焦考虑不同群体对健康信息的不同需求，提升传播内容的贴近性、针对性和精准性。

著名传播学者威尔伯·施拉姆(Wilbur Schramm)提出了一个传播获选的概率公式：选择的概率＝报偿的保证/费力的程度。这个公式表明，受传者对传播媒介、对传播内容的选择，与它们给受众提供的报偿(满足受传者的需要程度)成正比，与受众获得这些报偿的费力程度(受众获得传播内容和传播途径的难易程度)成反比。当然，这种报偿的大小不是绝对的，它还受到受众价值取向的影响。因此，健康传播应当着力于以下两个方面：一是尽量提高对受众获得报偿的保证——包括获取信息时的即时报偿(如观看、阅读的轻松愉快)和信息转化为心理能、心理能做功、外化为行为等的远期报偿(如依从指导对自身的益处)；二是尽可能降低获得该报偿所要付出的努力——包括获取信息的努力和依从健康信息内容的努力。不同的传播材料适用于不同的传播渠道与场合，媒介的选择适当与否，对健康传播效果的影响非常大，因此，要根据传播材料的特点来选取适宜的传播渠道。

在健康教育工作实践中，主要采用大众传播方式进行卫生保健知识的普及教育；运用人际传播方法技巧进行劝服和行为干预；同时结合大众传播与人际传播的方式，开展综合性全方位的健康教育、健康促进活动。对敏感的健康问题如生殖避孕、性病与艾滋病预防、戒除药瘾毒瘾等,适宜采用具有保密性质的面对面的人际交流渠道(表 3-1)。

表 3-1　常见的传播方式、渠道、材料

传播方式	传播渠道	传播材料
大众传播	电视、广播、报纸、网络新媒体等	公益广告、健康节目、健康报道、科普文章等
组织传播	培训、学习班、讲座、远程教育等	培训材料、网络课程、文艺节目等
社群传播	社区、村镇宣传活动、广播等	宣传册、传单、海报、知识竞赛、广播材料等
人际传播	医生、同伴教育者、社区志愿者等	宣传材料、口头传播的信息等

三、健康传播材料发布的协同机制

健康传播是一项意义重大、影响深远的重点工作,也是一个比较复杂的系统工程,需要广泛动员包括医疗机构、机关、企业、学校、社区及媒体等全社会的力量共同参与。

为了实现有序、有效的健康传播,必须对健康传播的现有资源进行系统整合,有组织、有计划、有步骤地建立和完善传播的网络,进而形成一个全覆盖的协同机制。健康传播并非仅是卫生行政部门的职责,还涉及医疗医药、社会保障、环境治理、公共卫生等多个领域,各个部门都已形成自己的工作体系和运行规则。然而,如果不同部门之间缺乏沟通和协调渠道,很可能导致信息混乱、自相矛盾。为此,需要统筹多部门共同行动,强调各个主体协同合作和共同努力,建立跨部门协同合作机制,坚持健康优先原则。

(一) 多部门协同

在健康传播材料制作发布过程中,政府卫生行政部门牵头、多个相关部门的协同非常重要,重点体现在牵头组织相关的职能部门共同参与健康传播工作,尤其要明确各个部门的职能职责,真正使健康传播工作既有领导,又有措施;既有义务,更有责任。

1. 健全协调机构

协调是为了消除障碍,实现有效沟通,也是为了工作效率得到提高。因此,要保障健康传播持久有序进行,各级政府应当牵头建立一个综合的组织协调机构。这个机构的成员应当包括健康传播的工作部门和综合保障部门等各种健康传播力量。

2. 完善协调机制

良好的协调机制,能够充分协调各个职能部门的统一行动。总协调机制可以通过一些分支机制来实现。在实践中,可以建立健康传播联席会议制度,下设健康传播信息发布制度、年度总结制度、定期评估评价制度、健康传播目标责任制度、健康传播的经费保障和运用制度等。只有通过良好的综合协调,健康传播网络内的相关职能部门才能够实现任务统一布置、工作齐抓共管、资源有效利用、信息共同分享、问题共同面对和切实加以解决。

3. 建立群众联动机制

受众是健康传播的主体目标,既是健康传播的直接受益者,同时也应当是健康传播的直接参与者和重要传播媒介。坚持走群众路线,不断开发受众参与和促进健康传播的积极性,是提高健康传播效能、扩大健康传播影响的重要途径。可以通过城市社区、农村村民委员会建立起群众的传播组织,在基层形成"人人参与,人人受益"和"共同促进,全民动员"的健康传播格局。

(二) 多渠道协同

全媒体时代给卫生健康事业开辟了广阔的天地,全程媒体、全息媒体、全员媒体和全效媒体,给健康传播指明了方向。受众在哪里,健康传播的触角就要伸向哪里,着力点和落脚点就要放在哪里。要积极利用报纸、广播、电视、网络等媒体,构建网上网下一体的传播格局,建立以内容建设为根本、先进技术为支撑、创新管理为保障的全媒体传播体系。建立多种形式多种渠道的健康传播媒体联盟,加强各类健康信息的沟通及对相关人员的培训指导,探索"一次采集、多元生成、多渠道传播、多平台互动、全行业放大"的实现路径,最大限度放大健康信息的影响力和到达率,纸媒、网媒、屏媒、移动媒体有机联动、相互促进(表3-2)。

表3-2 传播材料的优点和适用渠道

传播材料	优点	适用渠道
平面材料	图文并茂、信息简明清晰、可保存、制作周期短	组织传播、人际传播
视频材料	生动形象,信息直观、吸引力强	电视、网络
音频材料	接受门槛低,传播范围广	广播、网络
新媒体材料	生动活泼,传播速度快、形式多样、覆盖面广	网络

(三) 发布时机选择

对健康传播者来说,每时每刻都可以开展健康传播,但依照传播心理学的规律,把握和利用一些特殊的时机,可以让健康传播取得事半功倍的效果。社会环境和个人生活中会不断出现一些变化、事件,正向影响受传者的健康价值取向,使他们格外重视生命安全和身体健康,产生获得相关健康信息的强烈需求,愿意付出更多的努力去获得知识,依从指导。健康传播者应积极关注社会生活,观察敏锐,反应快捷,抓住这种时机,顺应这种需求,传递知识,改变观念,倡导健康生活方式。

1. 重大突发卫生事件第一时间发布

公共卫生领域的重大突发事件已经成为风险社会最频发的危机之一,这也使得健康传播在突发公共卫生事件中的作用日益凸显。在突发重大传染病疫情、群体性不明原因疾病、重大食物和职业中毒、因自然灾害和事故灾难等事件引起的严重影响公众身心健康的公共卫生事件中,对公众进行应急健康传播的需求愈加增大。由于公共卫生事件具有突发性、紧急性的特征,健康传播材料的制作和发布必须反应迅速、以快制快,为公共卫生事件的平稳处置提供强大支撑。

2. 根据流行时间点适时发布

很多疾病特别是传染病的流行都受到自然因素和社会因素的影响,包括气候、地理位置、居住条件等等,病情的流行和暴发都有其特征。要根据不同疾病的传播途径、易感人群和流行特点等,有针对性开展健康传播,根据疾病传播时点,及时制作健康传播材料开展疾病防治和健康教育。例如呼吸道传染病多发于冬春两季,传播迅速、流行性强,常见的如流行性感冒、肺结核、麻疹等;肠道传染病高发于夏秋季节,是由细菌和病毒等病原感染引起的以消化道症状为主的疾病,常见的如霍乱、细菌性痢疾、伤寒、感染性腹泻、手足口病等。

3. 抓住主题宣传节点发布

开展节日、纪念日、宣传周等卫生健康宣传活动,是卫生系统向全社会宣传政策法规、展示工作成就的重要手段,也是向广大群众传播健康知识、提升全民健康素养的重要渠道(表3-3)。在世界卫生日、世界人口日、世界免疫周、世界无烟日等各类主题宣传节点开展健康传播材料发布,精心组织开展宣传活动,根据每个相关节日、纪念日的传统及文化内涵,科学确定宣传活动主题,形成简明易懂的核心信息,便于媒体传播和群众理解,能达到更加有效的传播效果。

表3-3　部分健康宣传日一览表

序号	日期	健康宣传日名称	序号	日期	健康宣传日名称
1	1月的最后1个星期日	世界防治麻风病日	17	5月15日	全国碘缺乏病宣传日
			18	5月17日	世界高血压日
2	2月4日	世界抗癌日	19	5月20日	全国助残日
3	3月3日	全国爱耳日	20	5月20日	全国母乳喂养宣传日
4	3月的第2个星期四	世界肾脏病日	21	5月20日	中国学生营养日
5	3月21日	世界睡眠日	22	5月31日	世界无烟日
6	3月24日	世界防治结核病日	23	6月5日	世界环境日
7	4月	全国爱国卫生月	24	6月6日	全国爱眼日
8	4月7日	世界卫生日	25	6月14日	世界献血者日
9	4月11日	世界帕金森病日	26	6月26日	国际禁毒日
10	4月15日到4月21日	全国肿瘤防治宣传周	27	8月的第1周	世界母乳喂养周
11	4月的第4周	全国《职业病防治法》宣传周	28	9月10日	世界预防自杀日
			29	9月20日	全国爱牙日
12	4月25日	全国儿童预防接种宣传日	30	9月21日	世界阿尔茨海默病日
			31	9月的最后1个星期日	世界心脏日
13	4月26日	全国疟疾日	32	9月的最后1个星期日	国际聋人日
14	5月的第1个星期二	世界哮喘日	33	10月1日	国际老人节
			34	10月的第1个星期六	世界造口日
15	5月8日	世界红十字日			
16	5月12日	国际护士节	35	10月8日	全国高血压日

（续表）

序号	日期	健康宣传日名称	序号	日期	健康宣传日名称
36	10 月 10 日	世界精神卫生日	43	11 月的第 1 周	全国《食器卫生法》宣传周
37	10 月 11 日	世界镇痛日	44	11 月 14 日	联合国糖尿病日
38	10 月 12 日	世界关节炎日	45	11 月的第 3 个星期三	世界慢阻肺日
39	10 月 15 日	国际盲人节			
40	10 月 20 日	世界骨质疏松日	46	12 月 1 日	世界艾滋病日
41	10 月 22 日	世界传统医药日	47	12 月 5 日	世界残疾人日
42	10 月 28 日	全国男性健康日	48	12 月 15 日	世界强化免疫日

第四章

健康传播材料发布的发布策划

做好健康传播材料发布的发布策划是推动健康传播的重要保证。不同的传播材料适用于不同的传播渠道与活动场合,而传统方式作为健康材料传播的最经典手段,其影响力在今天仍不容小觑。做好以传统方式为载体的健康传播策划,是推动健康传播顺利进行的重要保证。

为了接近目标人群,首先需要考虑他们可能会接触到的设施、地点、时间和心理状态。其次,结合发布执行机构的人力资源、经费来源、设备和材料等,最终选择最合适的发布形式和渠道。

健康传播的传统方式包括发布纸质健康传播材料、音像健康传播材料、公益广告,不同方式适合的场合和针对人群也不同。

第一节　传统媒介发布

纸质健康传播材料的主要发布形式包括了折页、海报、健康杂志、健康报纸,通过文字或图片传递信息,适合传播深度信息,保存性和选择性较强,折页便于携带、方便自取,海报醒目、富有创意,杂志和报纸能够包含更多的健康知识。但无论哪一种,由于存在印刷、发行等的时间,时效性相对较差。

(1) 海报在健康教育宣传上的运用现在相当普遍,健康教育海报在活动场所、街头、社区广以张贴,能够很好地把活动或者健康教育的理念传播给大众。

（2）折页也是比较常见的健康传播材料，常见的是二色或者四色印刷机彩色印刷的彩页，主要是为了扩大宣传效力、扩大影响力。

（3）报纸在纸质材料中，相对来说普及性最广和影响力最大。尽管目前纸媒的传播力似乎有所减弱，但是其内容丰富，版式灵活，还是能在健康传播材料发布中发挥重要作用。

音像健康材料是借助视觉或听觉媒介的健康传播材料，包括健康录音录像、电视片、电影片等。这类材料覆盖面广、时效性强，信息容量大，借助现代通信技术可迅速传播，并不受时间空间限制，但制作价格较昂贵。

（1）视频利用人的视觉系统，可以传达空间深度、动作要求等直接的视觉信息。直接获取视频信息，传播健康信息更直观、更容易理解。特别是现代技术的发展，手机移动端都可以观看视频，为健康传播带来了革命性的进步。

（2）音频主要通过声音的方式，传递健康信息。目前新媒体技术的发展，为音频播放提供了更多的方式和渠道。

公益广告是一种以人文情感为基础的艺术表达形式，具有视听合一、传播面广的特点。按照表现形式可以分为语言类公益广告、图像类公益广告、视听类公益广告。近年来，越来越多的公益广告出现在健康传播领域，影响力也越来越大。

无论是何种传播形式，都需要遵守从"背景调查与立项分析——确定宣传需求与受众定位——选择合适的发布形式——制作健康科普材料——预试验与修改——正式发布"这一传播材料制作的流程和规范。

一、纸质健康传播材料的发布

纸质健康传播材料主要是指健康教育书籍、健康报、杂志、折页、传单、小册子、海报等。使用纸质健康传播材料是健康传播中最常见、最经典的方式。

这一类的健康传播材料能够储备较多的健康信息，便于携带，并且制作费用相对较低。因此，尽管在信息高度发展的今天，很多地区仍将纸质健康材料作为首选的传播材料。

下面将从几个案例,具体介绍策划纸质健康传播材料的过程。

(一)公筷公勺纸质宣传材料的发布策划

1. 背景调查与立项分析

尽管使用公筷公勺在宋朝的史书中已经有记载,但在现阶段围桌合餐仍是家庭聚餐时特别常见的场景。换言之,很少人坚持使用公筷公勺。但是从媒体报道中可以发现,多人因家庭聚集或外出聚餐而患病,如传染性非典型肺炎、幽门螺杆菌感染等在内的多种传染性疾病更加凸显了合餐的弊端。由此可见"口口相传"为病毒扩散打开了方便之门。在这种情况下,尤其是在传染病流行期间,提倡家庭分餐、使用公勺公筷显得十分重要。

对习惯围坐合餐的公众来说,要想改变"一双筷子吃天下"的旧习、养成使用公筷公勺的习惯,专项的健康教育必不可少。这需要健康教育专业机构开展专项健康科普行动,帮助公众了解知识、促成良好行为习惯的养成。

2. 确定宣传需求与受众定位

基于文献的背景调查显示,绝大多数公众并不具备使用公筷公勺的习惯,因而宣传对象定为广大群众。考虑到公众对"病从口入"的认知并不深入,有必要对他们普及简单的传染病知识,以此为基础提倡就餐新风尚。

3. 选择合适的发布形式

海报以其尺寸大、醒目性、创意性强著称,很容易吸引普通民众的注意力。在公筷公勺的健康宣教方面,海报更容易突出静态创意,形式也较为经济、合适,是首选的健康传播材料发布方式之一。

4. 制作健康科普材料

制作海报时需要注意两个要点:版面抓人眼球、文案重点突出。版面抓人眼球,这便要求设计者在视觉方面下功夫,动用巧思。文案重点突出,就需要对所要表达内容的核心信息进行简明扼要的描述。重点内容所占版面可适当加大,次要内容所占版面可对应缩小。

公筷公勺海报的图片素材可使用筷子、勺子,文案方面以科学准确为前提,采取简洁对仗的形式。同时加以"加减乘除"的创意,既从理性层面传播了公筷公勺的使用能够预防疾病的知识,又在感性层面上传播了养成使用公筷公勺的习惯。视觉层面,将海报中的"公筷公勺""加""减""乘""除"局部或全部标红,更为醒目。

设计完成之后,再核实海报各处细节,包括检查错别字、确定落款单位,并组织相关专家对材料进行技术审核,保证内容的科学与准确。

5. 预试验与修改

开发完成之后,需要通过预试验得到目标人群的反馈,进而对健康传播材料进行修改。本次预试验的访谈提纲如下。

(1) 文案:

1) 海报上的文字是否都能理解? 有没有存在歧义、不能理解的地方? 请指出。

2) 你认为文字还有改进的地方吗? 请详细说一下。

3) 海报上的文字有你不喜欢的内容吗? 是什么呢?

4) 海报上的文字够醒目吗? 能吸引你的注意力吗?

(2) 图片:

1) 你能理解海报上图片的含义吗?

2) 海报上的图片有你不喜欢或者你觉得不舒服的地方吗? 是什么呢?

3) 你认为图片还有改进的地方吗? 请详细说一下。

(3) 总体:

1) 你觉得怎样修改可以使这款海报感觉更好?

2) 你觉得这款海报传递什么观念?

3) 你觉得这款海报对你有帮助意义吗?

6. 正式发布

经过预试验调整和修改,4 张题为"吃饭新风尚　健康好习惯"的海报定稿,张贴发布在多个公共场所,图文并茂地倡导公众使用公筷公勺,"添加亲情、减少传染、幸福乘倍、祛除病菌"(图 4-1)。

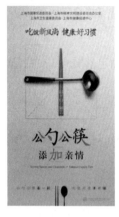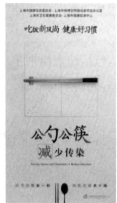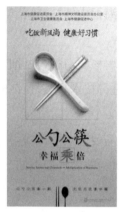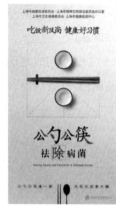

图4-1　公勺公筷"加减乘除"海报

（二）老年人预防跌倒纸质宣传材料的发布策划

1. 背景调查与立项分析

据报道，全球每年约有1/3的65岁及以上老人发生过跌倒，年龄越大发生跌倒的概率越高，不存在显著的性别、地域等差异。跌倒除了造成身体上的损伤外，还对老年人心理、独立生活能力、日常行动能力、家庭和社会关系等造成一定程度的影响。中国老年人口数量位居世界第一，截至2023年底60岁及以上人口超过2.9亿人，因而国内老年人跌倒防治的形势仍较为严峻。

调查显示，老年人对预防跌倒知识知晓率、预防跌倒行为实施率均不高，尤其是对"服用药物会增加跌倒风险"知晓率最低，"目前正在服用钙片"比例较低。由此可知，老年人在预防跌倒方面存在知识盲区，通过开展防跌倒健康专项教育势不容缓，老年人相对偏好的纸质健康传播材料制作与发布是防跌倒健康干预的主要措施之一。

2. 确定宣传需求与受众定位

文献显示：跌倒在老年人群中普遍高发，性别、地域等差异较小，年龄越大发生率越高。因此，可以将宣传对象定为全体60岁及以上老年人。考虑到老年人对骨骼健康的知识储备欠缺，有必要对他们普及简单的骨骼健康知识，以此为基础进行宣传教育。在教育中，需要全面说明心理因素、药物因素、社会因素和环境因素是跌倒的危险因素，并推荐合适实用的预防措施。

3. 选择合适的发布形式

折页一般是彩色印刷的宣传材料,是基层健康教育与健康促进工作中使用最广泛的传播材料。由于防跌倒宣教的内容相对较丰富,老年人需要多次阅读加深印象,将折页作为防跌倒宣教的纸质传播材料更加合适。同时折页轻巧便携、内容新颖,放置在人流量较大的场所,很容易吸引老年人自行拿取。

4. 制作健康科普材料

写折页文案的时候,需要先拟定大纲,注意两个要点:第一,文字简练,折页的文字内容受到篇幅的限制,需要把握住核心信息,通过简练的文字、通俗的表达、清晰的结构组成折页的主要架构。第二,结构清晰,结构布局方面合理运用主次标题,在简练的折页文案中,仍需做到重点突出,加大重要信息的篇幅,精简次要信息的篇幅。

此次老年人预防跌倒折页的排版设计,也需要考虑两个要点:第一,排版严谨,考虑到老年人的视力情况,标题和文字的字号适量调大,图文有机结合。第二,纸张与开本选择,本次选择使用铜版纸、采用 8 开尺寸,利于携带。

设计完成之后,仔细核对折页各处细节,包括检查错别字、是否重复、确定落款单位,同时组织相关专家对材料进行技术审核,保证折页内容的科学与准确。

5. 预试验与修改

折页设计完成后,需要通过预试验得到目标人群的反馈,进而对其修改。本次预试验的访谈提纲如下。

(1)文案:

1)折页的文案都能理解吗？如有存在歧义、不能理解的地方请指出。

2)你认为文案还有改进的地方吗？请详细说一下。

3)折页的文案有你不喜欢的内容吗？是什么呢？

(2)图片:

1)你能理解折页内插图的含义吗？

2)你认为插图还有改进的地方吗？请详细说一下。

3)折页内插图有你不喜欢、引起不适的地方吗？是什么呢？

(3)总体:

1)你觉得这个折页传递什么观念？

2）你觉得这个折页对你有帮助吗？

3）你觉得怎样修改，这个折页能够更好？

6. 正式发布

最终，标题为"幸福晚年　预防跌倒"的健康宣传折页制作完成，摆放在多个场所的健康资料架内，供市民自行拿取（图4-2）。

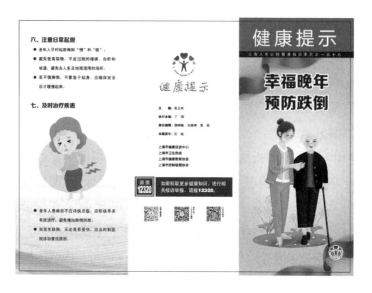

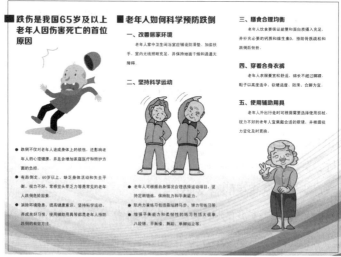

图4-2　《幸福晚年　预防跌倒》

（三）纸质材料发布策划的注意事项

纸质材料包括折页、海报、报纸等，是各传统形式中文案字数较多的形式。此类文案一方面存储了大量的科普信息，另一方面也为宣教材料在可读性方面带来了挑战。在发布策划时，需要注意以下3个要点：

1. 科学准确

进行科普宣传的目的是将较为晦涩的理论知识，以另一种形式表达出来，其"原汁原味"的真实性不能改变。纸质材料以科普文案为主，辅以图片，写作时使用到的健康核心信息需要做到有根据、有出处，完稿后需要经过专家的论证。

2. 可理解性

纸质材料使用到的健康科普文案既要保持权威科学性，又要具备可读性，而实现可读性就必须学会使用幽默生动的语言。除了通俗幽默，条理清晰、层次分明也是可读性的必要条件。文案写作时，列好提纲是个既简单又有效的方法。海报是一种特例，不能有太多文字，它的可理解性主要体现在画面简洁、重点突出。

3. 高可及性

折页、宣传册本就是为目标人群拿取而设计的，在选择分布场所时一定得考虑放置在受众容易获取的场所，例如社区活动中心、医院大厅的资料架。根据海报、壁报的主题，将其张贴在人流量大的公共场所，比如控烟的海报张贴在公共场所内、七步洗手法的海报张贴在卫生间洗手设施旁。

二、音像材料发布

音像健康传播材料是指用声音、图像的方式记录健康知识的材料，包括健康歌曲、健康广播、健康 vlog 等音频和视频。相比纸质材料，音像材料更加直观，更具感染力和冲击性，传播范围更广。

下面结合案例，具体介绍策划音像材料的过程。

（一）秋冬季预防流感视频发布策划

1. 背景调查与立项分析

流感是一种急性呼吸道传染病，具有很强的传染性，其中甲型流感病毒可引起全球大流行。世界卫生组织的统计数据显示,每年流感在全球可导致29～65万例死亡。根据全国流感监测结果,每年10月我国各地陆续进入流感流行季节。流感对人群普遍易感,而重症流感集中发生在老年人、幼儿、肥胖者、孕产妇和有慢性基础疾病者等身上。每年接种流感疫苗是预防流感最有效、最经济的手段。流感疫苗在整个流感流行季都可以接种,最好在10月底前完成接种。

根据相关文献,仍有不少公众会混淆流感和普通感冒,并且不少人存在着"病毒总是在变异,打了疫苗也没有用"的观念。尤其在流感、腺病毒、百日咳等多种呼吸道疾病往往一同出现的秋冬季的情况下,针对公众容易混淆的流感与普通感冒,在流感高发的秋冬季,以小短片的形式在社区、医院、公园内循环播放,无疑是最好的选择。

2. 确定宣传需求与受众定位

本次选择从公众的知识盲点"区分流感和普通感冒"的角度切入,制作健康科普音像材料。尽管流感对人群普遍易感,但重症流感的高发人群之一往往是老年人,他们是接种流感疫苗的重点对象,故本次的目标人群定为老年人。

3. 选择合适的发布形式

健康视频的可传达内容和方式十分丰富,声画互补、动静结合、现场感强,同时能够结合讲解、展示等,更加全面地阐述预防流感的方式方法以及接种疫苗的益处。

4. 制作健康科普材料

考虑此次视频用于场所内循环播放,视频篇幅相对较短,因此如何设置情节是关键。确定主题为"区分流感和普通感冒"后,便可开始撰写视频剧本。情节设计方面,设定为在小区里日常聊天的场景,通过居民对话引出本次的主题,并接力宣传老年人接种流感疫苗的重要性,尽量贴近老年人的日常生活。人群设置方面,设置两位对流感疫苗态度、观念截然不同的老年人,来增强冲突。结合实际制作成本,本次无须多个分镜,在一个场景内拍摄即可。

剧本完稿之后,应组织相关专家对其进行技术审核,保证内容的科学与准确。拍摄与剪辑完成之后,核实小视频内各处细节,包括图像与声音的适配、字幕是否有错别字、确定落款单位等。

5. 预试验与修改

视频粗剪完成后,还需要通过预试验得到目标人群的反馈,并进行修改和精剪。本次预试验的访谈提纲可以如下。

（1）视频都能理解吗？如有存在歧义、不能理解的地方,请指出。

（2）视频内有你不喜欢、引起不适的地方吗？是什么呢?

（3）你觉得这个视频传递什么观念?

（4）你觉得这个视频对你有帮助吗?

（5）你觉得怎样修改,这个视频能够更好?

6. 正式发布

最终完成以"流感 vs 普通感冒"为主题的健康科普小视频。该小视频在秋冬季多个公众场所循环播放,供市民观看。

—— 案例分享 1 ——

《流感 vs 普通感冒》剧本

【背景介绍】老李、老王是住在同一小区的邻居。老李是一位有许多慢性病并迫切想了解养生知识的退休老爷爷。老王,一位爱运动、爱养生、平时注重健康生活方式的退休老爷爷。

在小区门口,接孙子放学的老李正巧遇上赶着出门的老王,两人打了个招呼,并攀谈起来。

老李:"老王,出门去锻炼吗?"

老王:"不不不,我要去社区医院打流感疫苗。"

老李:"嘻,一个小感冒还要打疫苗?小题大做!"

老王:"流感和普通感冒可不是一回事,去年我得过,可厉害了!"

老李:"有啥不一样?不就是打几个喷嚏、流点鼻涕嘛,再严重点儿也就发一两天烧而已,顶多一周就好了。多喝喝热水就可以啦!"

老王:"你那是普通感冒,流感可比这个猛多了。与普通感冒不同的是,流感的上呼吸道感染症状较轻。主要就是高热,还有头痛、乏力、全身肌肉酸痛等。而且，它的传染性比普通感冒要强。"

老李："哟，那听着是有点猛，万一被传染了，这病得怎么治呀？"

老王："记得去年我生病的时候，医生给了抗流感病毒的专门药物。医生说，像我们这种上了年纪的人，还有孩子、体质弱的人，都是流感的高危人群呢。"

老李："那有什么预防的方式吗？"

老王指着小区里的健康海报说："你看这海报上说，戴口罩、勤洗手、常通风、保持社交距离等好习惯，都是预防呼吸道传染病的有效措施。当然，最有效的预防措施还是接种流感疫苗。所以，你看我不就是正好要去打疫苗吗。"

老李："经你这么一说，看来我对流感的认识还是很片面的呢。你等等我，咱们一起接种疫苗去。"

老王："好！"

（二）音像健康传播材料发布策划的注意事项

1. 抓住热点

当下社会热点，常常是音像材料选题的切入点。例如，在电视剧《都挺好》热播时，后期患有阿尔茨海默病的苏大强给观众留下了深刻的印象，可以由此入手，策划制作阿尔茨海默病的相关科普视频。音像健康科普材料的制作，须时时留意公众关注的热点话题，善于构思合适的选题，才能够发布出得到市场认可的科普材料。

2. 力求创新

健康传播材料内容上如果缺乏新意，一味地"炒冷饭"，将会渐渐无人问津。这要求策划者前期做好背景调查，实时捕捉信息，并对常见的健康选题有所把握。当遇到十分重要的选题，比如登革热高流行区的个人防护要点，无法避免"炒冷饭"时，尽量尝试换种新颖的形式或说辞。

3. 量力而行

视频、音频的制作相对来说会投入较多的人力、财力、物力，即便按照低成本制作,每分钟也是以万元为单位的投入。在策划时,需要充分考虑经费预算、制作能力等客观因素,实事求是、量力而行。

三、健康公益广告发布

公益广告指不以营利为目的,而是为公众切身利益服务的广告。例如,社会公益组织、政府单位的公益性质的启事、声明、公告等。公益广告在观念传播、文化宣教方面通常发挥着重要的作用。

下面将结合案例,具体介绍策划健康公益广告的过程。

(一)青少年控烟公益广告的发布策划

1. 背景调查与立项分析

有报道显示,我国青少年吸烟率6.9%,尝试吸烟率为19.9%,还有1.8亿儿童遭受二手烟的危害。青少年吸烟俨然成为重要的公共卫生问题之一,而降低青年的吸烟率也是实现"健康中国2030"中吸烟率目标"到2030年15岁以上人群吸烟率降低到20%"的关键举措之一。从社会层面上看,阻断青少年吸烟,能够有效减少新增吸烟人口,逐年稀释15岁以上人群吸烟率,最终才有可能实现控烟目标。个人层面上看,青少年吸烟会对他们的呼吸系统和心血管系统造成危害,并且是他们成年后患慢性病的重要危险因素。

不容忽视的是,近年来电子烟在年轻人中愈发流行,俨然成为一种"潮流"。我国2023年世界无烟日的数据显示,我国青少年吸烟率有所下降,但电子烟使用率呈现上升趋势,这一事实提示对新型烟草产品的科普宣教一样不容忽视。此外,男性吸烟者远远多于女性吸烟者。有研究显示,家人和同伴吸烟对中学生吸烟行为的影响较大,即减少同伴吸烟行为也十分重要。在这种情形之下,需要为青少年量身定制控烟宣教材料。

2. 确定宣传需求与受众定位

此次宣传对象定为青少年。考虑到青少年对吸烟有害健康的认知并不深入,有必要对他们普及简单的烟草知识,以此为基础进行控烟宣教,倡导青少年"拒吸第一支烟"。除了教育青少年做到不吸烟外,尤其是电子烟,还要鼓励他们承担起控烟的社会责任,发挥自身影响力,引领身边的同伴,践行无烟生活理念;同时鼓励他们通过参加控烟志愿活动,劝导吸烟的家人和同伴戒烟,一起营造无烟环境。

3. 选择合适的发布形式

视听类公益广告是极具感染力的类型,能够调动青少年的多个感官,动之以情,晓之以理。

4. 制作健康科普材料

制作公益广告时,需要注意两个要点:一是广告标题需要具有吸引力,因为在快节奏的生活中,青少年更容易被有趣的标题吸引。比如某控烟广告设定的标题为"你有控吗?",巧妙地使用了谐音梗。二是广告内容短小隽永,公益广告常常会循环反复播放,以加深其在受众脑海中的印象,故需要注意反复播放带来的审美疲劳。公益广告的旁白等文案是其内核,视觉画面是其外在表现形式。将外在的艺术表现形式与隽永的内核有机结合,才能做出一个吸引观众的公益广告。本次的旁白尽量贴近青少年的语言习惯,以轻快俏皮的口吻,像朋友间聊天般进行控烟宣教。

文案完成之后,应组织相关专家对材料进行技术审核,保证内容的科学与准确。公益广告制作粗剪后,仔细核实各处细节,以防出错。

5. 预试验与修改

公益广告粗剪完成后,需要通过预试验得到目标人群的反馈,并进行修改和精剪。本次预试验的访谈提纲如下。

(1) 公益广告的内容都能理解吗?是否有存在歧义、不能理解的地方?如果有,请指出。

(2) 广告内是否有你不喜欢、引起不适的地方?是什么呢?

(3) 你觉得这个公益广告传递了什么观念?

(4) 你觉得这个公益广告对你有触动吗?有帮助吗?

(5) 你觉得怎样修改,这个广告能够更好?

6. 正式发布

最终,以"你有控吗?"为主题的控烟公益广告制作完成,在多个公众场所循环播放,供市民观看。公益广告的旁白详见下文。

──── 案例分享 2 ────

《你有控吗？》

朋友，你听说过"战斗民族"吗？他们在冰天雪地里冲凉水澡，悬在摩天大楼上练肌肉，甚至敢跟棕熊一起玩过家家。但有一件事他们不敢做，而且还在全俄罗斯立法禁止这件事——这件事就是，在所有室内公共场所、工作场所和公共交通工具吸烟。

吸烟不仅伤害了自己，还会产生大量的二手烟伤害别人。当你的舍友、朋友、亲人，点燃一支烟的时候，他们吸入的是经过过滤的烟雾，平均只占烟雾总量的 15%。而剩下的未经过滤的烟雾，就被身处同一间宿舍、教室、客厅的你，吸收了。这些烟雾可以让你患上急性心脏病、中风和肺癌等多种癌症，也可以让你家庭里的小朋友患上白血病、淋巴瘤和脑恶性肿瘤。

……

杜绝室内吸烟，不是你一个人的责任，让我们一起积极行动起来，保护我们不受二手烟侵害吧！

（二）健康公益广告发布策划的注意事项

1. 新闻化

策划时可邀请名人参与或名人代言，利用名人效应来增强发布时的影响力。世界卫生组织多次邀请知名明星作为禁烟大使，并让他们作为主角参与拍摄控烟公益广告。我国也有一些知名的卫生领域专家，比如钟南山院士、张文宏医生也频频出现在预防呼吸道传染病相关的公益片里。知名人士的代言作用，能够大大调动民众的积极性，促进其健康态度的转变和对健康行为的接纳。

2. 真实化

策划健康公益广告时，建议更多地借助真人记录、情景故事的表现手法，真实模拟受众日常生活中对健康行为的选择和后果，增强他们的临场感和现实感。比如，借助生活片段式的居家对话场景传达某个健康议题；以主人公独白的方式劝告公众，趁早提高对某一疾病的重视。

3. 情感化

有两种不同的情感诉求,即感性诉求和理性诉求。使用关爱、尊重的情感激起大家对病患的关心,使用恐惧、悲伤唤起大家对某种疾病威胁的认识,均属于感性诉求,前者为正向情感,后者为负面情感。正向情感诉求例如搞卫生、除四害,负面情感诉求的公益广告有很多,如"酒驾危害大、吸毒悔终生"。感性诉求能够使公众产生心理上的震撼,也是公益广告的魅力所在。

第二节 新闻方式发布

一、新闻发布的主要媒介模式

危机期间情况瞬息万变,外部条件也千差万别,在媒介形态和传播手段日趋多样化的今天,我们可以根据实际情况选择各种媒介模式来进行信息的新闻发布,获得传播效果和收益的最大化。

(一)新闻通稿

新闻发布最为常见的方式是发放新闻通稿,可以在现场发放,也可通过传真或电子邮件、官方网站、长微博、微信等形式传递。一般而言,新闻通稿上发布的信息在 12 小时之内,不应当过时。发放新闻通稿有以下优点:媒体所获得的信息口径一致;能够提供相关辅助性材料和进一步获取信息的渠道;为记者撰稿提供依据,间接为媒体"设置议程";可以作为新闻发布会发言人发布内容的有效补充;还可以利用政府议程的内容有效引导舆论发展,便于转发张贴和传播。

但新闻通稿也存在明显缺点:撰写和审读流程耗时较长,极可能出现"新闻变旧闻"的情况;跨部门合作的事件中,收集信息时容易出现部门间协调不力、相互推诿的现象,且由于利益原因,保持统一口径存在困难;事件的发展变化给通稿前后一致性带来压力。为了尽可能规避上述这些缺点,发布新闻通稿应该做好协调,同时赋予新闻发言人相应的职权,协调不同部门之间可能出现的不同口径,必要时请上级把关确定。

（二）新闻发布会

新闻发布会是政府或某个社会组织定期、不定期或临时举办的信息和新闻发布活动，直接向新闻界发布政府政策或组织信息，解释政府或组织的重大政策和事件。同时，还有新闻通气会，它是有关部门就重大事件召开的记者会，分析事件的社会反响和统一宣传口径，同样起到新闻发布的作用。政府机关或各企业单位、社会组织等邀请媒体参加，向媒体透露该单位已开展或准备开展的工作，请求媒体在新闻宣传上予以指导和帮助。

目前，国内政府部门的新闻发布会通常有三种类型：①例行新闻发布会，即日常的定期发布。②不定期的专题发布。③高频度的危机发布。第一类通常由政府部门的新闻发言人出面，在每周或每月的固定时间举行。第二类有较为明确的主题，通常会安排几位专家或者嘉宾出席发布。第三类是最需要重点关注的信息发布，尤其是在涉及健康的相关问题上，利用新闻发布会能有效、快速传递健康信息，可以起到稳定人心、安抚民众的巨大作用。

新闻发布会（包括媒体见面会和媒体吹风会）具有以下优点：确保新闻和信息发布的权威性与一致性；利用发言人和相关专家代表政府发出权威声音，有助于在公众中建立政府部门的公信力；及时传递政府声音，让公众第一时间获得相关信息，防止不必要的猜测甚至谣传；显示政府各部门的合作态度。新闻发布会的缺点包括：需要选择确定合适的发言人，能够处事不惊、把控全局，且对事件信息情况能够全面掌握；受到场地限制，不能兼顾到所有媒体的采访要求；如果涉及各级领导或有关部门，协调的工作量较大。选择通过官方微博、微信账号进行"微发布"在一定程度上能够补充现场新闻发布会的不足。

（三）其他发布形式

在线访谈或称"微访谈"：在当今的技术条件下，可以运用电话会议、网络"聊天室"软件（如 QQ、Skype 等）、微博/微信访谈等手段来安排新闻发布会或媒体的联合采访。使用这种方式具有很强的交互性，较少受事件空间限制，参与媒体范围较广，媒体可以获得更多的提问机会。

在线发布（微发布）：政府部门还可以通过官方网站、博客、微博、微信、客户端等方式向媒体和公众发布信息,既可以利用已有的网络平台,也可以建立新的网络平台。在线新闻发布或微发布具有以下优点:信息更新速度快,透明度最高,媒体和公众在同一时间内得到信息;便于各种资料的归档和整理,方便媒体的查阅;迅速而集中地纠正各种谣言、传闻和误讯;可以设立"常见问题"栏,集中解答媒体和公众关注的热点问题。但是会存在信息技术限制、网络拥堵、黑客攻击等缺点。

二、新闻发布会的策划

(一)新闻发布会的规范

1. 新闻发布会有正规形式

根据发布会所发布的内容精心选择召开的时间和地点;邀请记者、新闻界(媒体)负责人、行业部门主管、各协作单位代表及政府官员参加,实现时间集中、人员集中、媒体集中,通过报刊、电视、广播、网站等大众传播手段的集中发布,迅速将信息扩散给公众。新闻发布会通常由新闻发言人自己主持,即承担发布会活动中的新闻发布、点请记者提问、回答问题等所有环节的工作。

2. 新闻发布会提供给媒体的资料

一般以手提袋或文件袋的形式,整理妥当,按顺序摆放,再在新闻发布会前发放给新闻媒体,包括:会议议程、新闻通稿、演讲发言稿、发言人的背景资料介绍等。

3. 提问环节的注意事项

在新闻发布会上,通常在发言人进行发言以后,有一个回答记者问题的环节。可以通过双方的充分沟通,增强记者对整个新闻事件的理解以及对背景资料的掌握。有准备、亲和力强的领导人接受媒体专访,可使发布会所发布的新闻素材得到进一步的升华。在答记者问时,一般由一位主答人负责回答,必要时,如涉及专业性强的问题,由他人辅助。发布会前主办方要准备记者答问备忘提纲,并事先取得一致意见,尤其是主答和辅助答问者要取得共识。

(二)新闻发布会文字资料的准备

大量的传播研究结果显示,公众在危机期间获得的信息越多,他们对政府部门的信任度就越高。不容否认的是,公众获取信息的主要渠道还是媒体。新闻发布应该首先发布已经确认的信息,同时提醒媒体和公众随时留意新的信息,其间,准备充分的文字资料至关重要。

新闻通稿是政府部门应当准备的最为基本的一种材料,具有高度的权威性和示范性,在"人人都是记者,人人都是麦克风"的社交媒体时代,新闻通稿的重要性更加凸显。在新闻通稿当中应当进行筛选,把最具新闻价值的内容放在通稿中,非关键性的信息可以放在详情通报中。新闻通稿在撰写过程中要注意文字短小精悍,尽量避免使用俗语、行话和专业术语,尽量避免使用形容词或感情色彩较浓的表达方式,要进行安全核查和隐私权核查。

新闻通稿较为短小,因此可以附详情通报或背景介绍作为新闻通稿的附件,使用详情通报和背景介绍,篇幅可以较长,可以提供相关的科技或专业术语的定义,详情通报可以针对某一主题进行信息罗列排序;背景介绍可以进一步扩展,提供历史背景和深层信息。

(三) 卫生健康新闻发布会

1. 卫生健康新闻发布会的意义

卫生健康领域是一片没有硝烟的"战场",医疗领域每一次重大政策的发布,每一个突发公共卫生事件的出现,都会让公众的目光骤然聚焦,因此,医疗卫生新闻发布从"战略"到"战术",从"军心"到"民情",往往千丝万缕,又总是千钧一发! 只有主动做好新闻发布,适时进行信息披露,利用媒体与公众建立信任通道,才能有效稳定民心,防止不实信息带来负面影响,赢得"战场"上的最终胜利。

自 2003 年"非典"疫情后,我国政府加速新闻信息公开立法,《政府信息公开条例》得以颁布并实施,"以公开为常态"成为共识。尤其在卫生健康领域,新闻发布制度得到不断规范和完善,特别是在突发公共卫生事件的应对中展现不可估量的力量,也使中国政府的"透明与公开"在世界范围内获得认可。

2. 如何做好卫生健康新闻发布

(1) 围绕三个原则。信息时代,卫生健康工作的顺利开展,离不开新闻媒体及时、准确的信息传播,既能树立良好的政府形象,又有助于形成正面的舆论氛围。这就需要在新闻发布中紧紧围绕并遵循三个原则：首先，要重视及时性。只有及时发布，才能有效引导舆论，避免歪曲性信息，争取主动权。其次，要讲究准确性。也就是要认真细致地核对发布的事实及数据，确保发布信息的准确性。最后，要注重客观性。新闻发布的内容要真实、客观，用事实说话，应避免对该新闻事件进行主观判断和评价。

（2）策划发布主题。发布主题，即新闻发布的主要内容，应当是对目前医疗卫生领域内最新动态的呈现，或政府及卫生健康部门急需向公众公布的信息，包括政策性信息、科技类新闻、服务类信息、突发事件信息等。这些在卫生健康工作中具有新闻价值的信息，在发布之前要精心策划，使其既符合卫生健康部门的工作需求，又具有民生视角，可以回应大众关切的问题，最终起到引导舆论、传递信息、沟通医患关系等重要作用。

（3）选择发布形式。在遵循发布原则的基础上，结合发布主题，灵活运用新闻发布的各种形式，才能获得良好的宣传效果。一般而言，卫生健康新闻发布形式主要有以下 5 种，既可选择一种形式公开信息，也可多种形式结合发布。

1）新闻发布会。政府或卫生健康部门向新闻媒体介绍有关政策、措施等政府信息的问答式会议，这是公众比较熟悉的一种新闻发布形式。

2）新闻通气会。经过策划，确定某一时间和地点，将各家媒体集中起来，介绍情况、发布信息，主要是发布重大信息或对某一阶段工作的预告或总结。

3）组织记者集体或单独采访。通过主动和应邀约见或安排独家或多家媒体采访来发布新闻信息。这种发布形式灵活机动、时效性好，可以有选择地接触媒体。

4）利用电话、传真和电子邮件答复。当遇到热点、焦点新闻时，或是媒体需要求证某些新闻信息时，常常需要用电话、传真和电子邮件等方式来及时回复记者问询。这种方式及时、简便、灵活、针对性强，但需要反应快速，并且要避免"快中出错"。

5）通过官方网站、官方微博、公众号来发布新闻信息。新媒体迅速发展，成为信息发布重要形式之一。利用新媒体传播的时效性、广泛性和互动性等特点，可第一时间发表声明，展现主动沟通、积极应对的姿态。

(四) 卫生健康新闻发布

1.《餐饮服务单位公筷公勺服务规范》地方标准发布

众所周知,围桌合餐是我们的传统文化,但合餐时的筷来箸往却容易造成交叉污染,带来的健康隐患不容忽视。据世界卫生组织研究,全球人类死因中由不良生活方式引起的疾病占 2/3,改变不健康的生活方式能有效降低患病风险,尤其是在可能通过飞沫等传播的呼吸道疾病流行期间,做好日常生活中吃、住、行个人防护的各项措施更为重要。为强化上海 2 400 万市民的健康生活方式和行为习惯,结合呼吸道传染病防控工作经验,上海市健康促进委联合市文明办在全国率先向市民发出使用公筷公勺的倡议,120 多名市政协委员联名提案,积极推进公筷公勺使用,社会反响热烈,全市 16 个区 2.5 万余家餐厅表示要推广使用公筷公勺,抽样调查表明 92% 的市民赞成使用公筷公勺。

为了更好地推动餐饮服务单位规范提供公筷公勺服务,上海市卫生健康委员会在倡议书发出后第一时间提出了《餐饮服务单位公筷公勺服务规范》制订项目并获得立项。2020 年 8 月 17 日上海市市场监督管理局发布《餐饮服务单位公筷公勺服务规范》,并于 2020 年 9 月 1 日起正式实施。为了推进卫生健康相关标准的落地实施,同时作为健康传播材料内容,上海市卫生行政部门策划新闻发布会进行发布。

(1) 选择恰当的时间和地点:由于该标准是一个推荐性地方标准,并不具有强制性,在正式实施前发布还是实施后进行新闻发布会成为新闻发布会策划讨论的重点。为了使传播效应最大化,考虑到实施后进行新闻发布会能够引发市民对餐饮服务单位公筷公勺服务的更多共鸣,同时对餐饮服务单位的服务行为进行更多对比提醒,最终将新闻发布会定为发布后一周左右进行。

考虑到公筷公勺的地方标准是针对餐饮服务单位实施的,因此在地点的选择上也进行了精心的设计,选择在参与标准起草的上海杏花楼(集团)股份有限公司新雅粤菜馆进行,一方面能够让媒体现场直接观察到餐饮服务单位公筷公勺服务提供情况;另一方面,本标准提出了公叉勺这一创新公共餐具的概念,在新雅粤菜馆得到了首批试用,且该店是黄浦区首批倡导开展公筷公勺使用的单位。

(2) 安排合适的人员:参与新闻发布会的人员分为两类,一类是媒体,另一类是发布嘉宾。

在媒体选择上,考虑到人群对信息获取渠道的选择性,在新闻发布前专题讨论了参与人员,邀请传统纸质媒体、电子媒体、广播电台等媒体的人员共同参加;并提前通知与会媒体,告知与会媒体新闻发布会的时间地点,请媒体能够准时出席。

在发布嘉宾邀请上,结合标准编制情况、推广覆盖情况、市民关注热点等内容,确定分别由上海市健康促进委员会、上海市健康促进中心的相关负责人作为主发布,上海市餐饮烹饪行业协会、上海杏花楼(集团)股份有限公司新雅粤菜馆相关负责人分别作为行业推广、试点单位等参与发布并答记者问。

(3) 科学安排发布环节和发布内容:结合媒体关注的情况,将整个的新闻发布会设置为背景意义发布、亮点框架发布、标准解读以及答记者问 4 个环节。

上海市健康促进委员会作为标准编制的指导单位,详细介绍标准编制的背景和意义所在,突出强调《餐饮服务单位公筷公勺服务规范》的实施,必将对全市倡导文明健康就餐行为、践行文明健康生活方式起到良好指导作用;推广文明、卫生的公筷公勺用餐习惯和礼仪,不仅是当下新冠肺炎防控的重要措施,也是奉行'健康融入所有政策'理念、从政府角度促使公众健康行为养成的生动体现"。在发布中,将标准实施与传染病防控和健康生活紧密联系,能够引发媒体作为普通市民的共鸣。

上海市健康促进中心的主要执笔人参与了此次发布,重点介绍标准编制的框架和亮点,尤其重点强调了"每道菜品配备公筷或公勺""兼具叉、勺功能的公叉勺",突出了"有效避免公筷公勺与个人自用餐具混用,有利于培育个人健康饮食行为"以及"方便就餐者区分公筷公勺和自用餐具,为餐饮单位的服务操作提供了便利"的优点。同时还使用了"203 家餐饮服务单位调查显示,100%的餐饮服务单位表示接受创新设计,愿意使用兼具叉、勺功能的公用分餐工具"的调查结果,说明标准落地实施具有良好的市场基础,具有可行性。

上海市市场监督管理局作为发布组织方,在发布会前提前告知媒体自由提问环节,并事先与媒体沟通,要求媒体提问时自报家门,每次只能提一个问题。

(4) 做好各种情况的应对预案:在新闻发布会过程中,可能会出现各种意外,在发布会前做好准备。

针对可能会有媒体针对公筷公勺增加成本等方面的敏感性问题进行预设，一方面与嘉宾沟通做好应对准备，另一方面分析前期对餐饮单位公筷公勺服务现状及意愿的调查数据进行支撑。

做好现场设备失灵的预案，准备好新闻通稿和相关背景资料，提供给媒体；相关材料等留有余地，准备充分。

此外，根据需要，对新闻发布会留下影像资料，并做好发布会记录。

2. H7N9禽流感疫情的新闻发布

在人感染H7N9禽流感疫情的处置中，从首例患者的发现到新增病例的确诊、救治，以及相关措施的出台、实施，政府部门都通过媒体进行公布。出现疫情的地区相继启动应急预案，建立每日疫情通报制度，并通过新闻发布会、官方网站、微博等及时发布信息，充分满足了公众的知情权。

（1）全过程回顾：2013年3月31日，原国家卫生计生委通报上海和安徽发现3例人感染H7N9禽流感病例。当日下午，上海市卫生行政部门发布新闻稿。此后，上海市政府积极做好每日疫情与防控工作的新闻发布。

在上海市政府召开一次次新闻发布会上，上海市卫生行政部门、上海市疾病预防控制中心以及上海市公共卫生临床中心的领导和专家详细解答记者提问。面对媒体采访，上海市卫生行政部门积极做好每一次接待工作，并主动组织媒体到上海市公共卫生临床中心进行实地采访。

同时，上海市卫生行政部门安排吴凡教授做客上视新闻综合频道《夜线约见》栏目，安排上海市爱卫会相关负责人就发动市民参与防控人感染H7N9禽流感病毒接受媒体集中采访，上海市公共卫生临床中心的专家做客上海广播电台《市民与社会》栏目等，从疾病预防、生活方式改进等各角度、多方面，发出正确、科学的信息与知识，有效引导媒体舆论。此外，上海市卫生行政部门还利用新媒体平台，在新浪、腾讯、东方、新民4个官方微博平台上发布防控H7N9禽流感相关信息，及时公开疫情动态、防控措施等信息，其中许多信息被大量转发评论。

应对H7N9疫情过程中，上海市政府及卫生行政部门展现出积极姿态，迅速反应、及时组织，在第一时间召开新闻发布会，主动发布疫情相关信息，介绍相关情况。通过官方渠道及时发布权威信息，抢占话语的主导权，有效防止公众发生恐慌,并保证防控工作的有序开展。同时,上海市卫生行政部门利用主流媒体的权威声音及新媒体的传播迅速的特点,结合新闻发布等多种形式,畅通所有信息发布渠道,将真实信息及时传送到各类人群,让来自其他渠道的虚假信息没有发酵的土壤。

(2) 两波舆情及时处置:

1) 第一波舆情:2013 年 4 月 10 日,《南方都市报》以"重磅"版块刊文"上海博弈 H7N9",文章称采访上海市公共卫生临床中心卢洪洲教授发现,上海 3 月 4 日已首次检出 H7N9 病毒,3 月 10 日左右已通过两家 P3 级实验室检出 H7N9 禽流感病毒,3 月 22 日才送国家疾病预防控制中心复核确认。该报道在网上引起一波负面舆情,造成极其恶劣的影响。上海市卫生行政部门立即予以回应:经与卢洪洲教授充分沟通(卢教授称《南方都市报》未对其采访),新闻宣传处以记者专访卢洪洲教授的形式,对《南方都市报》的不实报道进行辟谣,文章于当日晚 8 时由《解放日报》官方微博首先推送,当日转发 351 次。2013 年 4 月 12 日,《解放日报》第 2 版刊发新闻稿《市公共卫生临床中心专家卢洪洲接受本报专访:从未推迟向国家疾控中心报送标本》,各大媒体纷纷转载。

2) 第二波舆情:有网友对于上海发布 H7N9 禽流感防控工作进展时使用的"回顾性诊断"一词热议,认为其实质是延报、瞒报。一时间,"回顾性诊断"在网上引发热议。2013 年 4 月 17 日,吴凡教授做客上海市政府新闻办公室官方微博"上海发布",回应网友热议,包括对"回顾性诊断"的解答,"回顾性诊断病例是指在患者疾病最终结果已经出现(痊愈或死亡)之后,由于检测水平等提高,或者为了进一步探寻病因,对之前样本进行检测,从而确诊的病例。这种做法在医学上很常用,国际上也通行"。专家学者及时、迅速、科学、明确的回应,解释了专业问题,也消除了网友的疑问,将第二波舆情消弭于无形。

面对不实消息,上海市卫生行政部门迅速进行新闻发布和风险沟通,及时出面澄清,以正视听,引导舆论,最终让谣言和负面舆情在权威的回应中得以化解。

第三节　自媒体发布

一、自媒体的概念

自媒体又称"公民媒体"或"个人媒体",是指私人化、平民化、普泛化、自主化的传播者,以现代化、电子化的手段,向不特定的大多数或者特定的单个人传递规范性及非规范性信息的新媒体的总称。简述之,自媒体即普通大众通过网络等途径,向外发布他们本身的事实和新闻的传播方式。

随着互联网的不断普及和飞速发展,人们对于简单、快捷、趣味性的需求随之增加,从碎片化阅读到短视频观看,中国的自媒体飞速发展起来,以微信、微博等为主体的新的传播媒介应运而生,以平民化、个性化、交互性强为突出特征的自媒体进入人们的生活。

如今,这些网络新媒体也成为健康传播材料的重要载体。在自媒体时代,健康传播从最初的单向、线性传播,逐步向双向互动、多维度传播转变。

二、受众定位

进入自媒体时代,科普传播已从"传者为中心"转向"受众为中心",利用自媒体方式发布健康传播材料需要清楚不同自媒体的受众定位。而区别于其他传统媒体,自媒体对用户的需求更注重的是求"质"而不求"量",用户看到的信息越来越繁杂,对内容的要求越来越细化。因此,精准化的用户定位促进自媒体更加细分的内容定位,以满足用户的精确传播需求,维持较好的用户黏性。

此外,自媒体创作者也要善于借助大数据、云计算等新兴技术对受众市场进行细分定位,从原先的受众泛化向受众细分、内容个性化定制转变。根据受众的地域、年龄、爱好等提供针对性内容、开展发布。

（一）微信公众号

1. 概述

微信公众号也称微信公众平台，是微信的一种服务性插件，有服务号、订阅号和企业号三种类型，健康类微信公众号多属于订阅号。人们可以依据自己的喜好接受并阅读不同公众号推送发布的相关内容，也可依据各自的判断和决定通过转发功能将一些内容传播给更多的人群。这种传播具有操作便捷、传播无限的优势，而在接受和阅读上，更有去整体性、非同步性的灵活性，可以突破时间性和地域性的限制，实现全球移动传播。

因此，近年来各类健康类微信公众号如雨后春笋般涌现。目前，健康类公众号各具特色，不仅有腾讯健康、人民网健康、39健康网这样的门户网站开设的公众号，也有"春雨医生""丁香园""丁香医生""掌上医讯""康复医学网"和"99健康网"等移动医疗企业开设的健康公众号，以及各地医疗卫生机构开设的健康宣传服务类公众号，也有专业医师个人和相关健康企业开设的涉及保健、药品、瘦身、育儿等主题内容的公众号如"儿科医生妈妈""龚连梅药师"等。另外，就是由致力于健康传播的传统科普专业媒体所推出的公众号如"混知健康"等，以其丰富的原创性、权威性著称。

2. 明确自身定位

微信公众号的推广主要是依靠用户来维持，贴近用户的心灵，了解他们的需求，生产并发布可以满足他们诉求和符合他们价值判定的内容产品，这样才能吸引用户来进行关注、点击、阅读并评论转发。

贴近用户要求微信公众号首先要明确自身的定位：你的目标受众是谁，能解决用户什么需求、给他们提供了什么价值、你的优势在哪儿。只有定位正确，微信公众号才有运营的价值。比如"新华社"微信公众号，它是新华通讯社的官方账号，主要进行的是现场新闻以及原创新闻报道，本身就具优势。

英国传播学者丹尼斯·麦奎尔（Denis McQuail）在《用户分析》一书中曾预言用户将出现细分和分化的趋势。在自媒体的兴起并迅速发展起来之后，用户的细分与分化的趋势越来越明显。

根据科普内容的不同，目前已有针对不同用户人群的公众号，有偏向医学知识普及的公众号，如"小大夫漫画"；有偏向科技知识普及的公众号，如"果壳"；还有内容涉猎较为广泛的全科科普类公众号,如"混子曰"。

3. 贴合受众需求

一个公众号有良好的传播效果取决于对用户及其需求的精准定位。比如,公众号"混知"的内容传播是基于信息爆炸背景下的分众传播。在这里,所谓分众传播是根据用户不同的阅读需求,提供符合其需求的内容,最后满足用户特定的阅读需求。

早在"混知"成立初期,原构想的用户定位是具有一定文化水平并且具有求知欲的同龄人,目的是让这些用户能够通过漫画轻松愉快地学习他们想学或者以前没学明白的知识。在公众号的发展前期,以25~29岁的成年男性为主要用户,所以前期内容与现在相比尺度较大,也经常出现一些网络口语热词。从前期内容的传播效果来看,在生活化的语境下,将用户拉回现实所处的生活情境当中无疑是吸引成年用户的有效手段。但随着公众号的推广与运营,"混知"的用户开始渐渐朝着低龄化发展。因为漫画对孩子具有天然的吸引力,并且越来越多的为人父母的用户会给自己的孩子推荐"混知"的内容进行阅读,他们认为这种寓教于乐的文章有助于孩子理解和掌握知识。在这种情况下,之前尺度相对较大的内容渐渐变得敏感起来,发现这个问题之后,公众号"混知"的主创者及时将目标群众定为全年龄段,同步推出健康公众号"混知健康",在"混知"和"混知健康"上都提供老少咸宜的健康内容。这也使得"混知"和"混知健康"受到了更多人的关注和喜爱。

4. 用户分析

云计算和大数据技术的广泛运用,使得自媒体平台相对于其他传统媒介在"数据统计"功能方面更具有优势。

大多数自媒体平台的后台都可以对"关于科普信息的分享转发量""大众最关心的科普类话题""科学普及类粉丝的增长趋势"等重要的数据进行及时的分析,互联网企业可以获取推广自媒体平台的重要信息:"用户最喜欢什么类型的科普知识?""用户会转发什么内容的科普知识?""为什么粉丝会取消某些关注的科普?"等问题。因此,自媒体平台在进行科普推广的过程中,大数据分析起着重要作用。

比如,在微信公众号的后台,可以获取订阅用户的全部信息,可以看到粉丝增减数量、用户的身份属性、每篇文章的阅读数量、信息被分享的次数等详细数据,不但能随时了解账号的运营效果,且可对粉丝进行精细化管理。微信也具有数据统计功能和读者分组功能,可以按地域、性别、喜好、需求等不同的指标分组管理,并进行专业化分析,能快速了解受众需求,有助于为读者提供更优质的服务,也可以对某些个性化信息进行针对性推送,以确保信息传播效果最大化。而对用户数据进行有效管理和分析,为信息生成与发布的分组精准推送提供了实现渠道,也是更好贴近用户需求的一个手段。

(二) 短视频自媒体

1. 概述

短视频自媒体是一类以发布短小视频内容为主的自媒体平台。例如,自媒体大号"柴知道"是一个致力于"让知识与人更近"的国内领先科普自媒体,其通过漫画手绘短视频的形式对用户进行知识传播,已经成为一个具有强大影响力的科普自媒体,是目前国内最受年轻人喜爱的知识服务自媒体之一。以"柴知道"微博账号为例,自 2015 年 12 月入驻以来,已发布专辑视频近 200 个,每期视频的时长均保持在 3~5 分钟,共收获微博平台粉丝 400 万左右,其视频在该品类下播放量全网第一。

与官方权威机构不同,以"柴知道"为代表的科普类短视频自媒体打破了"科普"严肃说教的常规方式,短视频的载体以及自媒体的特点赋予了"科普"更多风格创造的可能。

2. 人格化的 IP 打造

"知识焦虑"现象在互联网时代屡见不鲜,科普类短视频自媒体对"萌文化"的利用为当代年轻人缓解知识焦虑提供了出口,通过"萌"动漫的形式为受众提供知识服务。由于用户是当代年轻人,利用他们喜欢的动漫形式可以获得更多的用户。

人格化的 IP 打造是当前自媒体提高用户黏性和品牌辨识度的金科玉律。短视频自媒体也通过人格化 IP 的打造使自己在同类自媒体中脱颖而出。"柴知道"作为其品类中的佼佼者,采用一只可爱的柴犬"柴二狗"作为人格化标识,通过动漫柴犬这一"萌"形象以及"知识海洋""狗刨"这样的文案虚拟进行人格化

IP 塑造，以最为亲切、可爱的方式到达受众，同时，科普的过程采用动漫的方式接触受众内心，巧妙地解决了科学知识深奥而难以为受众所理解和接受的难题，改变了科学知识的刻板印象，短时间内博取了受众的好感。

三、用户互动

传统媒体时代，权威机构通过传统媒体科普，大众单向性地被动接受，而自媒体时代的科普传播发生了极大变化。其中，强大的互动性是自媒体的特点之一。普通大众能够创意性地参与到和媒体的互动当中，把自媒体当作一个信息互相传递和交流的平台，每个人既是信息的消费者、创造者，又成为信息的传播者、发布者。

因此，用自媒体方式发布健康传播材料时要注意与受众用户的良性互动。以微信为代表，公众号运营者通过推送内容、发起话题、回复评论等方式，与用户进行互动。用户则可以在公众号上阅读内容、参与话题和评论。就科普短视频而言，受众能与传者之间形成直接交流，同时受众会就自己的喜好和感悟进行反馈，对传者提出建议，例如"下一期更想看到什么内容"，此外，还有一些受众会就原始的科普视频基于个人进行二次创作，产生更多相关的用户生成内容（user generated content，UGC），真正形成受众"大开脑洞""乐于被科普"和"乐于科普"的全民科普的局面。

例如，除了精心创作科普内容，"混知"与"小大夫漫画"也极力提高粉丝的互动体验。翻看"混知"的用户留言，可以发现官方回复有时候比正文更有趣。而这种留言的回复与互动，有利于在受众与传播者之间建立深厚的人际情感维系。

除了增强线上互动性以外，还可以积极探索与用户的线下互动。"混知"与"小大夫漫画"把科普作品集结成册，进行图书销售并举办新书发布会，从线上互动到线下交流，传播者与受众一起脱离虚拟空间进入现实世界，增进传受双方的需求互动，用户黏性也随之增强。"小大夫漫画"编创的脑卒中疾病知识科普读物《远离脑中风》集结成册出版发行大受欢迎。由此，"小大夫漫画"实现了从医疗救治到科普传播，从数字出版到传统出版的"双重跨界"。

四、自媒体矩阵加强互动

（一）矩阵传播格局

使用自媒体方式发布健康传播材料时可以通过多种渠道进行内容发布,形成自媒体传播矩阵并由此达到更大范围的受众。

以微信公众号"混知"为例,早在2011年微博红利期,创始人陈磊开始以手绘漫画开设"二混子"大V微博,积累了大约4万名粉丝;2015年,创立"混知"微信公众号;2019年,团队开设"混子谈命"专注健康科普的微信公众号。陈磊还把"混知"点击量高的科普作品整理成实体书,通过图书销售渠道进行传播,从而形成主号引领、新媒体与传统媒体相结合的矩阵传播格局。

短视频自媒体"柴知道"则在微博、今日头条、抖音多个平台上开设账户和进行内容发布,具有一定的粉丝量,且其视频在B站、抖音上也拥有可观的播放量和获赞数。除此之外,"柴知道"还将内容制作成集发布在优酷等视频网站,以此形成属于自己的自媒体矩阵,扩大自己的影响力。

（二）"因地制宜"的策略

在使用不同自媒体进行传播时,首先要了解不同平台的特性,并对内容进行有针对性的调整以达到最好的传播效果。

例如"柴知道",在进行内容传播时,较好地关注到了每一类平台自身的特点,以此拉近与这一平台受众的距离,形成了强大的影响力,在2017年收获了超过5亿的视频播放量。在微信平台,"柴知道"不仅仅发布科普短视频,还在推送中加入更多的文字说明和图片解析,更加贴合微信受众的阅读习惯;在微博平台,"柴知道"在发布自己的原创内容的同时,也会对其他科普平台的内容进行转发,在与其他博主的互动基础上增强自己账号的权威性;在B站,"柴知道"的简介一改科普账号严肃的风格,使用到如"ヽ(ˉ▽ˉ)ﾉ"的颜文字,更加贴近受众的文化;在抖音平台上,将原来3分钟的视频拆解为15秒,并改为竖屏播放。"因地制宜"的策略所形成的自媒体矩阵在更大范围内覆盖到受众的基础上增强与受众的良性互动。

五、自媒体发布的注意事项

（一）注意发布时间

因为生活节奏加快以及阅读习惯的改变,现代人大多利用碎片化的时间来获取信息,所以能够抓住用户获取信息时间的规律,进而选择发布健康传播材料的频次和时间段是非常重要的一点。

（二）把握传播科学性

在我国《健康科普信息生成与传播技术指南(试行)》中,规定了健康科普信息传播的要求,这也是自媒体发布必须遵守的。

（1）注明来源:注明信息出处,标明证据来源。

（2）注明作者:注明作者(个人或机构)及/或审核者的身份,有无专业资质与经验。

（3）注明时间:注明信息发布、修订的日期。

（4）注明受众:须说明信息的适宜人群或目标人群。

（5）明确目的:须明确所发布的信息的目的,如,养生保健类信息须说明其旨在促进健康改善,而不是取代医生的治疗或医嘱。

（6）注明依据:对疗法的有效性或无效性的介绍,须附以科学依据。

此外,利用自媒体进行材料发布最重要的一点就是不可以散布谣言、不可以违背国家法律法规、不可以散布一些不利于社会和谐的信息。

第四节　利用大型活动发布

大型健康传播活动是指目的明确、计划周全、组织严密、参与人数较多、社会影响较大且以健康为主题、以传递信息为目的的公益性社会活动。

健康传播活动策划是指利用、整合各种资源,通过创新概念、理念、手段、方法等,传播健康相关信息,实现普及健康知识、倡导健康行为、提高健康传播活动知名度等预期利益目标的创造性思维和方案制订过程。策划中只有将要发布的健康传播信息(材料)有机融入,才能实现活动的目标。因此,健康传播活动策划应具有创新性、资源性、整合性、目的性和知识性。

一、成功策划者应具备的能力

(一) 发现能力

策划者应该具备发现能力,能够及时发现项目或活动的价值和问题。一个项目或活动的价值大小不同,策划时首先要明确其价值。此外,价值不等于卖点。

发现能力还要求策划者能及时发现活动或项目的问题。需要明确的是,任何一个项目都会存在问题,或大或小。而问题与风险不能等同而论。

策划者在平时要注意培养发现能力,这是一项在观察及思考积累的过程中,发现和寻找项目的能力。

(二) 创意能力

创意能力来自我们活跃的思维,指能产生与众不同的想法。这是策划者想象力的发挥、创造欲的冲动、灵感的迸发,以及对项目目标的好奇探索的行动。

在某种程度上,创意是对知识的一种升华、经验的一种变形,其基本要求是标新立异,破旧立新。

那么如何能够生产出好的创意? 可以参考如下案例。

—— 案例分享 3 ——

"从最不着眼处入手"——牙膏公司的典型案例

有一家生产牙膏的公司,其产品优良,包装精美,很受消费者喜爱,营业额连续十年递增,每年的增长率都在 10%～20%。可是到了第 11 年,企业业绩停滞,第 12 年、第 13 年也都是这样。

后来有一位年轻的经理另辟蹊径,从最不着眼处入手,做了一个小小的改变使该公司第 14 年的营业额增加了 32%。

这个改变就是:将牙膏管开口扩大 1 毫米。

原来人们每天早晨习惯挤出同样长度的牙膏,如果将牙膏管开口扩大 1 毫米,每个人就多用了 1 毫米宽的牙膏,这样,每天牙膏的消耗量将多出许多!

而就是从这么不着眼处的一项小改变,却带来了意想不到的效果。

(三) 协调能力

一项大型活动是需要多方合作共同完成的,所以具备协调能力显得特别重要。协调的内容包括人力资源的配置、物资资源的配置和资金资源的配置。

(1) 人力资源的配置:"人海战术"是使用较多人力来满足活动开展需要,人力充足但消耗巨大;"尖刀班"是使用少而精的团队完成活动,消耗较少但人力要求较高,一旦出现意外容易补充不足。"人海战术"和"尖刀班"是两种不同的配置理念,可以结合实际情况利用。

(2) 物资资源的配置:包括健康教育宣传过程中需要的设备、场所、传播媒介等的配置。

(3) 资金资源的配置:是指资金的预算和使用。

在管理学范畴里,策划适用多种理论,比较常见的 5W2H 法,分别是:

(1) why 为何——为什么要这么做?

(2) what 何事——做什么? 准备什么?

(3) where 何处——在何处着手进行最好?

(4) when 何时——什么时候开始? 什么时候完成?

(5) who 何人——谁去做?

(6) how 如何——如何做?

(7) how much 何价——成本如何? 达到怎样的效果?

这 7 项包含了项目从战略(who、why)到策略(what、when、where)直至战术

(how)的完整运作系统,再加上另一个 how much 即项目预算,实际就是一个完整的项目运作或策划方案。

二、策划的步骤与方法

(一)调查分析立项

1. 问题分析

在进行健康传播活动之前,必须先对健康教育与促进工作或所策划的健康主题相关情况进行深入的调查分析,明确这次活动要解决的是什么问题,是普及健康教育知识、培养自我保健技能,促进卫生行动? 或是多方面综合解决,同时分析当地人群或参与活动人群中有关健康教育问题的知、信、行水平,哪些是已经解决了的问题,哪些是需要解决的问题,以及所需要发布或传递的主要健康信息或内容是什么。

2. 资源分析

活动执行机构的人力资源、经费来源、设备和材料,即分析有无条件组织发动这次大型健康传播活动,有无能力和渠道筹措经费(如寻找合作伙伴、赞助单位)、组织人员(本系统的卫生人员、外系统的新闻记者等),把可利用的组织、机构、媒介、渠道罗列出来。

3. 目标人群分析

有效的健康传播前提和基本原则之一是了解预期的传播对象。目标人群一般可以分成以下三类。

第一类是一级目标人群,他们是大型健康传播活动的直接对象,如在街头宣传咨询活动中,戒烟宣传咨询中的吸烟者、高血压控制宣传咨询中的高血压患者、青春期卫生知识宣传咨询中的青少年等。

第二类是二级目标人群,即能够对基本目标人群施加影响的那些人,和能够支持及加强基本目标人群养成良好行为、改变不良习惯或生活方式的人,例如儿童保健知识宣传咨询的主要对象是儿童的父母、祖父母、外祖父母。

第三类是指所拥有的知识、信念和行为方式可能对上述两类人群产生强烈影响的人,包括幼儿园老师、学校老师、所能接触到的医务人员、其他家庭成员、宗教及社区领导人、当地政府官员和单位领导等等。

除了以上三个方面以外,还可以了解该健康领域的历史、现状、公众热点、国家相关的法律法规等,为活动的策划和开展收集前期讯息。了解得越详细,掌握的信息越多,就越有可能从中挖掘出有价值的新闻点。

(二) 确定宣传目标

宣传目标的确定影响活动策划、媒体的选择和预算的编制等工作。

对健康传播活动策划来说,确定宣传目标包括确定宣传的目标人群,规定目标人群知识、行为改变的程度,宣传的范围,开展活动的时间、地点及活动结束后评价成功与否的具体指标。从辐射范围来看,如果宣传范围只是地域性的,那就不需要从全国各方动员组织、覆盖的视角来进行策划,发布也只需要地方性媒体即可。从宣传人群来看,如果宣传是针对年轻白领的,那么策划的活动或形式应该能吸引他们,从宣传渠道上也应考虑有针对性地选择白领媒体。

对宣传目标的要求是明确、具体、可测量、符合实际、切实可行、通过努力可以达到,并有时间的限定。

案例:使用口服补液盐防治儿童腹泻的活动。

目标人群:当地 0～3 岁婴幼儿的母亲。

目标行为:使参加宣传咨询活动的当地 0～3 岁婴幼儿母亲都会使用口服补液盐。

时间:宣传咨询活动周。

预先考虑工作要求,如从哪些单位邀请多少位儿科医生参与活动,对大约多少 0～3 岁的婴幼儿母亲进行宣传咨询,计划发放宣传咨询材料的数量,等等。

(三) 策划创意新闻

一个好的健康科普活动策划方案或计划,核心点是能够策划出达到宣传目标的"新闻点",同时"新闻点"与健康传播信息密切相关。那么如何才能找到"新闻点"呢? 可以使用头脑风暴,发动多人的群体策划,分组分头开展调研,经过共享信息、独立思考、小组讨论、专人提炼之后利用群体智慧能够更快找到"新闻点"。可以通过多种途径、方式了解新鲜资讯。比如通过阅读报刊、上网、交谈等利用事件剖析挖掘，获取其中的新闻点；也可以通过点子竞赛、日常生活中的思考等产生新闻点。还可以尝试在营销学领域里常用的事件营销案例法，即在真实且不损害公众利益的前提下，运用"借势"和"造势"的方法，有计划地策划、组织、制造和利用具有新闻价值的活动，通过制造有"热点新闻"效应的事件，吸引媒体和社会公众的注意与兴趣，并最终达成促进健康知识普及和健康行为改善的目标。

借势：指可以及时地抓住广受关注的社会新闻、事件以及人物的明星效应等，结合所需发布的内容或信息在传播上的特点，而展开的一系列传播活动。

造势：指通过策划、组织和制造具有新闻价值的事件，从而吸引社会媒体和受众的兴趣与关注。

案例分享4

我们是谁——闪送

快闪在2017年发布了一组"我们是谁"的漫画，本意是吐槽广告行业，无心插柳，竟然火了。各行各业的人们脑洞大开，各种类型的"我们是谁"强势霸屏。其他品牌还在依葫芦画瓢蹭热点的时候，闪送已经玩起了cosplay……闪送这一波真人版的"我们是谁"，不仅从创意和形式上与各品牌拉开了差距，更值得赞扬的是高效率的执行力。5分钟头脑风暴，创意闪现，1小时制作完毕，24小时"光速"传播，真人版的"我们是谁"，强势占领了电梯和影院电子屏广告。这也与闪送的品牌理念"快"不谋而合。

案例分享5

麦当劳改名

麦当劳作为一个家喻户晓的洋快餐品牌，突然改名为"金拱门"，土里土气的新名字和麦当劳原先的品牌印象产生了强烈反差，这本身就很容易吸引大众的眼球。这次改名事件，本来只是一次证件层面的名称变动，却在网上形成了刷屏之势，各大段子手齐上阵，麦当劳叔叔变成金拱门大叔，麦乐鸡块变成金鸡炸串,甚至还掀起了一股为其他品牌改名的全民吐槽……此外舆论引导也非常出彩。在刚开始的时候,大部分受众并不接受这个名字,还有点反感。但是,第二天各种有趣好玩的段子在微博被疯转,金拱门就已经成为了一个"梗",引起了全民讨论,还成为了一个新的热点。一些品牌官微开始做热点海报,蹭热度的同时,也为麦当劳进行了二次传播。

(四)选择恰当媒体

为了增加一项科普传播的关注度和传播效果覆盖度,活动中也少不了与媒体的合作。在媒体的选择上应该结合活动或者项目的特性以及宣传目标来选择,如果是大众产品则应该选择大众媒体;如果宣传目标(干预目标)是女性,则应该偏向于选择女性媒体;对于专业化的产品,应该选择专业化的媒体;对于市场在全国的,则应该选择全国性媒体。

(五)进行经费预算

科普传播活动的顺利开展离不开经费支持,这就要求提前做好经费预算,衡量投入产出比,做到心中有数。

(六)计划或方案的优选

一旦目标确定,就要确定达到目标的活动形式、方法和途径,将科普宣传活动的各个要素具体化,综合备选方案各自的优点,归纳提炼成一个可行的活动方案,包括科普宣传的对象、内容、方法、宣传资料、执行机构及人员的具体分工。一个好的方案应该是人、财、物投入合理,投入少、产出多,符合工作目标,没有难以克服的障碍,执行机构能够把握进度,在规定时间内完成的方案。

当然,除了一个可行的方案,还必须进行许多细致周密的组织实施工作。以健康教育宣传活动为例,就需要先确定组织框架和分工。工作按其性质可分为内部组织工作、外部组织工作和事后组织或服务。

内部组织工作包括活动各涉及部门和人员的分工、活动所需资源的协调准备等,其中重要的一项是协作单位及工作人员的组织。首先是专家的组织,所请的专家在当地必须有较高的知名度,具有宣传、咨询的基本技能或技巧,热心社会公益活动,关心群众疾苦并富于同情心。其次是参加活动领导或单位代表的组织,所请领导可以是具有较高威信或知名度的热心公益活动的领导,或是专家型的部门领导。再次是大众传播媒介的组织,如广播电视、报刊等大众传播媒介等,可以为大型宣传咨询活动作事前宣传,发动群众参与,也可以开展事后的报道和宣传,扩大影响、普及知识。最后是相关单位的协调,包括租借场地单位,公安、市容、工商、环卫等单位,以及宣传咨询对象涉及的各个主管部门及社会团体。

外部组织工作主要是对宣传咨询活动的对象的组织,包括事前组织和现场组织。事前组织主要是宣传发动工作,可以利用大众传播媒介,也可发放通知、咨询卡等形式来组织。比较大型的户外咨询活动现场参与人数众多,甚至成千上万的人员前来接受服务或领取资料,因此现场组织十分重要,需要对现场群众加以引导分流,这与咨询现场的布置也有一定的关系。

事后组织或服务是现场咨询活动的延续。如通过新闻单位公布咨询电话,或告知可到哪个机构、哪个部门接受服务或领取资料、奖品等。组织工作是连续的过程,因此每一个环节对于以某一内容为主题的传播活动来说都是不可轻视的,反之,很容易导致活动失败。

三、利用大型活动发布策划的注意事项

利用一项大型健康传播活动发布的策划需要注意考虑 7 大项,包括新闻化、真人化、平民化、可视化、互动化、本土化、创新性。

—— 案例分享 6 ——

减盐防控高血压项目

(1)新闻化:请分管省长出席启动仪式。

(2)真人化:请省电视台著名主持人、奥运冠军参与。

(3)平民化:在超市邀请普通"素人"参与"找盐"活动。

（4）可视化：开展"厨艺大赛"——现场检测菜品中盐含量。

（5）互动化：设立官方微博与群众互动。

（6）本土化：要求各市推荐具有当地特色的低盐菜品。

（7）创新性：拍摄科教电影、短视频，确定减盐核心等。

第五章

突发公共卫生事件中的健康传播材料发布

第一节　危机传播

现代社会高速发展,科技爆炸,一方面尽管一般大众很难仅仅依靠自己的知识和经验了解社会的复杂全貌,大众仍然更愿意自己去探索认知社会,愿意选择个性化、共情的内容阅读,并发布自己的评价,另一方面专家和官方组织由于其信息发布受到把关人思维角度的限制,影响了个性化发展,其传播效率出现下降;同时权威性也在海量的信息中也受到了影响。民调机构盖洛普 2019 发布的年度调查报告显示,超过一半的受访者趋向于不信任身边的传播机构;仅 41% 相信大众媒体,他们认为报纸、电视和电台中播放的新闻"全面、准确、公正"。具体而言 13% 的人表示非常相信,28% 的人称比较相信,另有 30% 的人表示不是很相信,28% 的人称完全不相信。这个结果比他们 2018 年的调查结果下滑了 4%,而 1972 年盖洛普的首次媒体信任度调查结果显示,68% 的美国人表示相信大众媒体。埃德尔曼 2018 年信托晴雨表报告在全球实地调研了 33 000 多名受访者,结果显示将近 60% 的人不再信任社交媒体公司。这些情况显示,现代社会需要采取措施强化政府、媒介机构作为传者与民众之间的信任度,帮助政府部门、媒介机构在风险社会中做好思想、舆论、社会价值观的引导,促进社会的良性发展。

一、危机和危机传播

危机是什么，有学者认为是事件，也有学者认为是状态，吴宜蓁在《危机传播》中将危机分为自然灾害、人为危机、在自然灾害基础上的人为危机。不同的学者对危机的定义有所不同，但无论是事件说还是状态说，都认可危机是与不确定的负面事实有关联，会给当事者带来某方面的损害。危机一般具有不可完全预知性、破坏严重性、事件突发性、发生过程中高度不可控性这4大特点。危机发展往往有4个阶段，如下。

（1）危机潜在期：此时问题初起，矛盾正在进一步积聚并出现了一些征兆。

（2）危机突发期：此时问题爆发并迅速演变，造成了一些影响。

（3）危机持续期：此时危机事件受到公众的广泛关注，媒体开始持续追踪。

（4）危机解决期：主要是做出行动并与媒体做好有效沟通。

在危机发生后就要开展有效的管理与行动，有序高效地将危机化解，转危为安、化危为机。

在公共关系中，危机传播被认为是一项非常重要的工作。它指企业、组织或政府出现危机事件或陷入危急状态时，面对危机事件利用大众传媒及其他手段通过控制、影响信息传播对社会加以有效控制，旨在减少危机损坏程度的沟通信息、树立形象的公关策略。危机传播是组织管理的核心程序，也是政府部门进行危机管理的重要环节之一。危机传播贯穿于危机管理的整个过程和各个环节，以新闻媒体和其他传播渠道为中介，政府组织与社会公众之间双向互动的信息传递与沟通行为。

政府、媒体和公众是危机传播的3个主要维度如下。

（1）政府是危机传播的主体，或称权威信息源。

（2）公众作为利益相关者，形成舆论，影响危机的进程。

（3）媒体是政府与公众之间的纽带，上下沟通信息，稳定社会情绪，获取舆论支持，是危机传播的主角。

由于在危机前的信息预警、危机爆发后的新闻发布与公众沟通以及危机后期的形象修复等都需要调动一切信息传播手段来进行传播和发布，英国学者迈克尔·里杰斯特(Michael Regster)提出：“只有进行有效的传播管理，才能进行有效的危机管理”，这是对危机传播本质特征的精准把握。

二、危机传播原则

现代社会是媒体社会，媒体渗透到人类社会的各个层面和角落，包括公众媒体和自媒体。危机的非常态性和复杂性，往往是媒体报道、传播的核心关注点。而媒体在传播中承担着主导者与受众之间的桥梁作用，对上需要与危机传播的主导者——政府直接发生联系，两者之间关系相对复杂，有博弈对抗，也有和谐共处；对下需要直接面向公众，在满足他们知情权的同时，引导公众舆论。因此，在传播的过程中需要建立良好的信息公信力。

英国危机管理专家迈克尔·罗杰斯特(Michael Regester)，针对危机发生时的信息传播现象提出了著名的“3T”原则。

(1) 主动告知(tell your own tale)，即处于危机中的组织应主动告知信息，争取信息发布的主动性；

(2) 迅速告知(tell it first)，即组织应当及时、快速地发布信息；

(3) 全部告知(tell it all)，即组织在发布信息时，应当知无不言，公开所有信息。

知情权是公众拥有知悉政府工作信息和社会公共信息的自由和权利。现代社会中，公民知情权的实现程度往往是衡量一个国家民主自由程度的重要标准。在危及人民生命财产安全的事件发生时，公民知情权更应该受到尊重。今天的信息渠道已经使“旧闻”和“不闻”变得越来越难，延迟和屏蔽信息可能造成更大的社会恐慌，同时会直接影响政府的公信力。因此，危机爆发时，尽管伴随着事态发展的不确定性，无法看到危机事态的全貌，但危急时刻的信息公开仍然是不可回避的，第一时间面对媒体主动应答是一种明智的选择。

在健康领域中，持续进行有公信力和权威性的信息发布，并广泛、主动对各类可能夸大风险的健康信息进行审查，可以起到降低受众整体健康风险的作用。

三、危机传播策略

危机发展往往有 4 个阶段,分别是危机潜在期、危机突发期、危机持续期、危机解决期,这对每一阶段,应该采取不同的传播策略进行对应。

在危机潜伏期,危机尚未发生,仅仅出现了前期征兆,这时候应该分析舆情,厘清议题,制订相应的对应预案,加强与媒体的沟通,为危机应对奠定合作基础。在此期间,需要对现有的信息渠道等进行检查,确保渠道通畅。此外,为了保证危机发生时能迅速启动应急预案,应该进行有组织的演练,确定发言人、确定信息资源的可操作性,同时加强舆情收集整理。

危机一旦爆发,就应该第一时间启动信息发布机制和应急预案,要第一时间、真实可靠、前后一致进行传播。爆发期,政府和相关组织必须快速决策,第一时间发声,避免片面、虚假的信息因为"抢新闻"而加速社会舆情的发酵。在此期间,政府部门要注重提供指导性信息帮助公众从生理上应对危机,同时提供调适性信息,帮助公众从心理上应对危机,从而把握传播的主动权,避免出现"盗雷"效应,给自身带来更大的破坏。

在危机持续阶段,政府在此阶段将承受最多的挑战和最大的压力,政府要尽快组织准备更具有针对性的相关信息资料。一方面,帮助公众更准确地了解所面临的风险;另一方面,解释接受民意,修复"组织或政府形象"同时获取民意更大的支持。在此阶段,政府必须充分掌握舆情变化,把传播的主动权掌握在自己手中。

在危机解决阶段,危机的影响逐渐缩小,人们对相关信息的了解也日益增加,社会向积极的方向发展,但是公众和媒体也会进入信息疲劳阶段,因此要采取一些手段,不断激发公众和媒体的兴趣,为保证危机的圆满解决奠定基础。

在健康相关的危机过程中,要注意遵守上述的原则和传播策略,及时向公众传达全面准确的信息,使公众逐步成为健康相关危机事件的合作者和参与者,尽量减少公共危机造成的危害,促进危机的化解和管理应对。

第二节　突发公共卫生事件的危机问题

突发公共卫生事件(以下简称突发事件)是指突然发生,造成或者可能造成社会公众健康严重损害的重大传染病疫情、群体不明原因疾病、重大食物和职业中毒以及其他严重影响公众健康的事件。突发公共卫生事件的发生,不仅严重危害人民群众的身体健康和生命安全,而且还会带来严重的政治、经济和社会秩序问题,可能危及社会稳定,影响经济发展。以传染性非典型肺炎,简称非典为例,根据亚洲开发银行的估算,非典造成亚洲 GDP 损失 180 亿美元,占 GDP 总量的 0.6%,按照最终总支出计算,非典对最终总支出影响为 590 亿美元,占 GDP 的 2%,而由非典导致的社会心理紧张、社会动荡等在我国香港等地区比较明显。

一、突发公共卫生事件

(一) 特征

突发公共卫生事件往往有发生突然性、成因多样性、危害巨大性、非特异性、传播广泛性、处置综合性等特征。

1. 发生突然性

包含三个层面:一是事件出现的偶然因素更大,通常缺少一般事物发生前的征兆;二是发生后要求人们必须在极短的时间内做出分析与处置;三是新发、尚未了解的事件不断发生。如各种自然灾害引起的重大疫情、食物中毒等,常常骤然而至并迅速扩散,预测其发生的时间和地点非常困难,为监测预警、应对处置增加了难度。

2. 成因多样性

突发公共卫生事件发生可能来自于多种原因,可能是某种传染病疾病,如非典、新型冠状病毒感染;可能是自然灾害带来,如地震、洪水等;还有可能与事故灾害相关,比如环境污染、交通事故等。此外,社会安全事件也可能是一个重要原因。

3. 危害巨大性

事件往往影响面大,波及范围广,导致或可能导致生命安全威胁并妨害居民的身心健康,常常表现为受事件影响的人数众多,且因此导致的发病率高或死亡率高,甚至在较长时间内对人们的心理产生影响;由于自然因素导致的突发公共卫生事件还会破坏交通、通讯等基础设施,造成巨大的财产损失。根据特别重大的突发公共卫生事件发生还能扰乱社会稳定,影响到政治、经济、军事和文化等诸多领域,有时还伴有后期效应(如放射事故)。

4. 非特异性

突发公共卫生事件危及的对象不是某个特定的个人或者特定的群体,而是非特异性的社会群体。所有事件发生时在事件影响范围内的人都有可能受到伤害,尤其是对儿童、老人、妇女和体弱多病者等特殊人群的影响更加突出。

5. 传播广泛性

某一地区突发公共卫生事件发生时,由于交通便捷及人群的流动,某一种疾病迅速地跨国流动,而一旦造成传播,就会成为全球性的传播。

6. 处置综合性

公共卫生事件在解决过程中,必须跨前一步,实现管理与实践、技术与技能、传播与培训等的联合,才能得到良好处置治理。同时在处置公共卫生突发事件过程中还需要关注人文、社会、体制机制等问题,才能实现真正解决。

(二) 突发公共卫生事件分类与分级

1. 分类

根据事件的成因和性质,突发公共卫生事件可分为:重大传染病疫情、群体性不明原因疾病、重大食物中毒和职业中毒、新发传染性疾病、群体性预防接种反应和群体性药物反应,和重大环境污染事故、核事故和放射事故、生物、化学、核辐射恐怖事件、自然灾害导致的人员伤亡和疾病流行,以及其他影响公众健康的事件。

重大传染病疫情是指某种传染病在短时间内发生、波及范围广泛,出现大量的患者或死亡病例,其发病率远远超过常年的发病率水平。如 1988 年上海发生甲型肝炎暴发,短短数周,人数就超过数十万人,最终确诊病例高达 31 万人。

群体性不明原因疾病是指在短时间内,某个相对集中的区域内,同时或者相继出现具有共同临床表现的患者,且病例数不断增加,范围不断扩大,又暂时不能明确诊断的疾病。如 1976 年下半年,一批刚从费城回来的美国退伍军人中开始陆续出现肺炎、高达 41℃ 的发热患者,并不断播散。当时人们对这个病一无所知。随着研究的深入,才逐步认识到其病原体是嗜肺军团菌。

重大食物中毒和职业中毒事件是指由于食品污染和职业危害的原因,而造成的人数众多或者伤亡较重的中毒事件。如,2010 年 3 月甘肃酒钢热电厂发生 65 人窒息性气体中毒,导致 3 人死亡。

新发传染性疾病狭义是指全球首次发现的传染病,广义是指一个国家或地区新发生的、新变异的或新传人的传染病。世界上新发现的 32 种新传染病中,有半数左右已经在我国出现,例如,埃博拉就是典型的新发传染性疾病。

群体性预防接种反应和群体性药物反应是指在实施疾病预防措施时,出现免疫接种人群或预防性服药人群的异常反应。这类反应原因较为复杂,可以是心因性的、也可以是其他异常反应。

自然灾害是指自然力引起的设施破坏、经济严重损失、人员伤亡、人的健康状况及社会卫生服务条件恶化超过了所发生地区的所能承受能力的状况。主要有水灾、旱灾、地震、火灾等。如 2008 年 5 月 12 日的四川汶川地震造成 69 227 人遇难、17 923 人失踪、374 643 人不同程度受伤、1 993.03 万人失去住所,受灾总人口达 4 625.6 万人。

此外还有重大环境污染事故、核事故和放射事故、生物、化学、核辐射恐怖事件等自然或人为因素引发的严重影响公众健康的事件。

2. 分级

突发公共卫生事件的发生、发展是一个动态的过程,其事件的大小和危害程度是相对的。根据事件性质、危害程度、涉及范围,突发事件划分为特别重大(Ⅰ级)、重大(Ⅱ级)、较大(Ⅲ级)和一般(Ⅳ级)4 级,依次用红色、橙色、黄色和蓝色进行预警。

二、突发公共卫生事件中的危机问题

基于突发公共卫生事件具有的时间、地点不确定性，事件突发性和危险性高等这些特点，我国在经历了非典、三鹿毒奶粉、H1N1甲型流感等事件后，逐渐形成了突发事件发生时组建相应组织机构进行指挥并负责的危机管理模式。由一个或多个组织部门对突发公共卫生事件进行管理负责，并逐渐形成了以《中华人民共和国传染病防治法》和《国家突发公共事件总体应急预案》为基础、应对突发事件的各级法律法规为指导的全方位突发公共卫生事件危机管理体系。目前，又成立了国家疾病预防控制局专门负责应对，使得疾控应急处置更加有效，不管哪个地方发生突发公共卫生事件，都能第一时间派出国家队支援。

虽然我国在应对突发公共卫生事件方面的危机管理能力明显提高，但仍然存在一些问题，主要表现在以下几方面。

（1）突发公共卫生事件危机管理相关的法律法规已经逐步完善和健全，但是在执法管理、落实推进上还需要进一步规范和提升。

（2）目前已经建立了预警系统，但是系统的及时性和有效性需要提升，并不断完善预警机制，以便更加积极主动地应对突发公共卫生事件的发生。

（3）综合的应急协调指挥中心已经搭建，但是还需要强化相关协作部门和单位的沟通、合作，并提升社会资源整合的整合力度。

（4）广大民众的社会危机意识不强，缺乏广泛参与，对于相关突发公共卫生事件信息的学习、理解等主动性不足。

（5）公共卫生危机管理人才相对缺乏，还没有形成完整的应对突发公共卫生事件的理论体系。

（6）对于突发公共卫生事件的处置基本上都依靠政府，而对于处置的科学性、有效性、成本效应等还缺乏相应的绩效评估方法。

第三节　突发事件中健康传播材料发布

突发事件中信息传播速度极快,容易滋生谣言,影响范围极大,容易引发舆情和公众恐慌。尤其突发的公共卫生事件会威胁到广大人民群众的生命健康和社会的正常运转,一旦发生,就会引发高度的社会关注。特别在禽流感等突发公共卫生事件当中,疫情传播的不确定越高,就越容易引起恐慌和焦虑,所以健康信息传播的重要性不言而喻,也必须用好健康传播材料。

在突发公共卫生事件应对中,健康传播材料发布具有特殊意义:一是保障公众知情权,进行及时健康教育,使公众知晓其严重性和正确的处理方式,避免更大的损害;二是有助于社会快速动员,使公众正确参与其中,并积极响应国家号召,配合政府处置;三是有利于抑制和消除谣言,有效调节公共关系,维护政府权威,因此健康传播是公共卫生体系建设不可或缺的一部分。

一、应对突发事件的健康传播材料响应准备

(一) 提高危机传播管理意识

德国著名社会学家乌尔里希·贝克(Ulrich Beck)在其《风险社会:新的现代性之路》一书中首次提出"风险社会"概念,认为现代后工业社会已经进入一个高风险的时代,风险的产生来自政治、经济、伦理、卫生、科技、文化、大众传媒等诸多领域,并且相互重叠、相互交叉,无法截然分开,全世界都面临现代风险社会中存在的巨大不确定性。进入 21 世纪之后,我国发生了一系列的突发公共卫生事件,比较严重的有 2003 年的"非典"、2008 年的"5·12 汶川大地震"、2008 年的"三鹿毒奶粉"事件和 2009 年的"甲型 H1N1 流感"等。卫生健康领域涉及面广,除了突发公共卫生事件外,在食品安全、卫生政策、医院管理、计划生育等工作领域也时有发生危机事件。面对随时可能发生的危机和风险,强化危机管理意识是关键。信息是危机管理中非常重要的介质,增强危机传播管理意识强调危机管理的计划性,一旦危机发生,通过健康传播手段,尽可能协助控制事态恶化和

损失加大,尽力维护人民群众生命安全。

(二) 建立危机传播应急预案

突发公共卫生事件应急处理应坚持预防为主,平战结合,加强突发公共卫生事件的组织建设,组织开展突发公共卫生事件的监测和预警工作,加强突发公共卫生事件应急处理队伍建设和技术研究,建立健全国家统一的突发公共卫生事件预防控制体系,保证突发公共卫生事件应急处理工作的顺利开展。建立应对突发事件健康传播应急预案是提升危机传播的计划性、时效性的关键,能有效预防、及时控制和消除突发公共卫生事件及其危害,指导和规范各类突发公共卫生事件的应急处理工作,最大程度地减少突发公共卫生事件对公众健康造成的危害,保障公众身心健康与生命安全。

1. 建立应急指挥系统

各级政府及有关部门和单位要按照属地管理的原则,切实做好本行政区域内突发公共卫生事件应急处理工作,建立应急指挥系统,完善应急指挥工作机制。面对突发公共卫生事件,需要整体性治理机制,健康传播的积极作用,是通过整体性治理机制得到发挥的。

整体性治理主要有三点:一是整体价值导向的文化理念,强调公共部门内部的凝聚性文化,重视适应、灵活性和结果;二是超越部门分工的组织结构,强调用整合化的组织形式回应公共问题的和公共服务复杂性和内在关联性;三是跨部门协同的工作机制。

2. 用好专家咨询委员会

各级卫生行政部门可根据本行政区域内突发公共卫生事件应急工作需要,组建突发公共卫生事件应急处理专家咨询委员会,充分发挥专家咨询在危机健康传播中的支撑作用。

3. 培养应急健康传播人才

加强日常培训培养,建立起一支能打硬仗的应急健康传播队伍,锻造一支符合全媒体时代要求的卫生健康专业人员队伍,确保突发公共卫生事件时,健康传播专业队伍召之即来、来之能战、战之必胜。

4. 加强健康传播信息化建设

要建设完善健康传播信息发布的信息化水平,实现日常工作、信息服务、专家队伍、传播资料、工作档案、综合评价等管理内容的系统整合,提升健康传播信息化科学化水平。

二、应对突发事件的健康传播材料发布策略

(一)应急健康传播材料发布的原则

从传播学角度而言,突发公共事件的信息发布原则已经有了诸多经验总结,例如英国危机公关专家里杰斯特提出的危机处理 3T 原则。

在 3T 原则中,及时的信息发布是一个不可或缺的环节。就突发公共卫生事件中的健康信息传播来看,政府信息发布是重点。2003 年非典期间,卫生部确立了定期新闻发布制度,最突出的变化在于回应民意。在这次疫情中,政府信息发布则经历了又一次重大转变,即从回应型向整体性治理的转变——除了依法、及时、公开、透明的疫情信息发布外,还有在联防联控机制下的分级分层新闻发布制度和多平台多渠道的信息传播制度。除政府新闻发布和传播外,全国各地专业的新闻媒体,大量的各级医疗机构和医务工作者利用社会化媒体,自觉进行应急科普,从而更充分地体现了健康传播的广泛性和整体性效果。

(二)应急健康传播材料发布要点

政府卫生部门要组织有关部门利用广播、影视、报刊、互联网、手册等多种形式对社会公众广泛开展突发公共卫生事件应急知识的普及教育,宣传卫生科普知识,指导群众以科学的行为和方式对待突发公共卫生事件,同时要充分发挥有关社会团体在普及卫生应急知识和卫生科普知识方面的作用。

1. 预防为主,常备不懈

提高对突发公共卫生事件的防范意识,落实各项预防措施,做好健康传播材料制作和发布的人员、技术、物资和设备的应急准备工作。对各类可能引发突发公共卫生事件的情况要及时进行分析、预警,做到早发现、早报告、早处理。

2. 统一领导,分级负责

根据突发公共卫生事件的性质、范围和危害程度,对突发公共卫生事件实行分级管理。根据政府部门的统一领导和指挥,各有关部门按照预案规定,在各自的职责范围内做好突发公共卫生事件应急健康传播的有关工作,针对事件的类型、等级、影响范围、性质等,制订出适合本地情况的健康传播方案和细则。

3. 依法规范,措施果断

按照相关法律、法规和规章的规定,完善突发公共卫生事件应急体系,建立健全系统、规范的突发公共卫生事件健康传播工作制度,对突发公共卫生事件和可能发生的公共卫生事件做出快速反应,及时、有效开展监测、传播和处理工作。

4. 依靠科学,加强合作

突发公共卫生事件的健康传播要充分尊重和依靠科学,要重视研究和培训,为突发公共卫生事件应急处理提供支撑保障。各有关部门和单位要通力合作、资源共享,有效应对突发公共卫生事件。要广泛组织、动员公众参与突发公共卫生事件的应急健康传播。

5. 权威发布,打造平台

国家发布平台是最权威最受信任的健康信息发布平台,我们可以有效利用各种载体进行健康传播材料制作和发布。目前国家已建立突发公共卫生事件应急决策指挥系统的信息、技术平台,承担突发公共卫生事件及相关信息收集、处理、分析、发布和传递等工作,采取分级负责的方式进行实施。各健康传播主体要在充分利用现有资源的基础上建设健康信息网络,实现卫生行政部门、医疗救治机构与疾病预防控制机构之间的信息共享,打造由政府部门提供权威信息、专业人士提供科学知识、方便百姓检索利用、统一整体的公益性健康信息传播平台。

三、突发公共卫生事件中健康传播材料发布的应用实践

公共卫生事件会对健康、政治、经济、社会等方面都带来巨大危机,考验国家和地方治理体系、治理能力以及疾病防控体系和应急保障系统。而全程参与、深度介入、广泛动员的健康传播材料发布能够为联防联控、群防群控提供科学的专

业支撑和广泛的群众基础。

（一）机制准备

现代社会，越来越多的组织和领导者认识到了信息传播和发布的重要性，尤其是经历了非典、三鹿毒奶粉等事件之后，领导层面逐步形成了一种共识：如果在突发公共卫生事件发生的初期，没有进行有效的健康相关信息发布，将会出现不良后果。一方面，专家们出发的角度各不相同，可能存在口径不一，造成信息混乱，此时可能会使得谣言占领市场，影响社会秩序；另一方面，官宣发布滞后，公众可能会认为政府淡漠人民利益，猜测政府各部门之间的缺少合作、推诿扯皮，从而影响政府部门形象。突发公共卫生事件发生时，第一时间应对并进行信息发布尤为重要。而所有信息发布都必须有一定的机制和体制，才能有序形成。因此，在突发公共卫生事件发生时，一方面，随时将处置工作的新情况、新要求、新变化、新进展，充分利用传统纸媒、视频、新闻发布会、新媒体等传播手段，不间断地及时、准确、全面、深入地进行发布；积极利用媒体与公众进行及时的沟通和交流；另一方面，快速响应、有效回应社会关切，利用专家组进行研判，果断截断各种传言、谣言的传播土壤，减少公众恐慌，通过媒体充分展现专业背景，树立正面的媒体形象。

为了保证突发公共卫生事件发生期间的信息传播真实有效、及时准确，传播机制建设和预案制定需要按可能发生的最坏情况来考虑，其中各个部门和机构之间建立良好的沟通协作机制就是预案建立和实施的最大基础。

（二）"五全"发布

突发公共卫生事件往往波及范围较广，涉及不同的受众群体，为了能够取得有效的传播效果，选择合适的信息传播渠道尤为重要。因此，健康传播材料发布要注意全过程、全媒体、全人群、全覆盖、全行业。

1. 全覆盖

在突发公共卫生事件应对期间，健康科普信息要注意覆盖事件涉及的所有市区镇，随处可见的宣传栏、沿街商铺、公共场所、公共交通、电子大屏、社区横幅、黑板报等，都是进行健康传播材料发布的载体；包含海报、折页、视频等多种宣传形式的健康科普"工具包"，发放到了各类场所，并不断更新；此外，健康提示短信，利用新媒体矩阵也是健康科普的主要阵地。

2. 全媒体

充分融合传统媒体与新媒体，通过电视、广播、报刊、微信、微博等各类媒体，不断扩大覆盖人群与宣传效应。一方面，根据不同节点需要、不同人群需求、不同传播方式，开发视频、图解、折页、海报、短信、电子书等健康传播材料发布，同时利用新闻发布会设置健康科普专题发布，强化健康科普传统阵地；另一方面充分利用多个新媒体平台，组织卫生政务平台、各卫生政府、各大医院等编织出一个健康科普宣传媒体矩阵，微信、微博、抖音等所有的新媒体同频发声，各取所长，多点开花，打出了宣传的组合拳。

3. 全过程

在健康传播材料发布上，紧跟事件变化发展和处置策略措施变化，针对不同响应级别、针对重要政策节点组织健康发布的内容。突发公共卫生事件应对响应级别不同，就应该结合响应工作的要求，将相关健康科普内容贯穿始终，重点把握个人健康保障的关键信息点。

4. 全人群

在健康传播材料发布中，注意针对不同受众需求开发内容，更好地满足健康需要。学生、老人、职场人员、在国内的外籍人士等等，都需要关注到他们应该了解的相关措施和健康注意事项。

5. 全行业

在满足不同人群要求的同时，兼顾好不同行业领域防护的要求，例如，在传染性疾病发生时，不同场所、不同处境的人群，防护要求就有所不同，所利用的传播载体和形式就要有所区别。

（三）健康传播材料的应用特点

1. 折页

在突发公共卫生事件处置过程中，时间就是生命，需要在第一时间将健康信息传递到需要传递的对象。因此，折页的制作必须要快，同时结合处置所需，考虑不同文化、不同语言人群的需要，完成不同版本的制作，实现信息迅速传递的目标。

由于折页的自身特点,其中的内容含量受到限制,因此制作折页时,要注意区分内容,将重点需要宣传的内容作为传播核心信息通过简练的文字、通俗的语言、富有节奏的段落安排,使人看起来饶有兴趣,读起来津津有味。为了保证适用性和体积,折页可以考虑二折页、三折页或者多折页,对内容使用相应的分割,确保每一折的内容相对完整。

2. 海报

在海报设计上,力求文字通俗易懂、简洁明了,避免过于专业,力求方便理解记忆,避免文字冗长、繁琐,使受众不但从内心接受所要传播的健康教育核心信息,并自发改变自己的行为,最终达到"知识—信念—行为"的统一。例如,为了提醒便后洗手,针对厕所专门进行了海报设计,使用"先别走、勤洗手"折页的主题语,期望引发市民的关注,对于主要内容,使用顺口溜的方式,将洗手与预防结合进行(图5-1),提到"来去要冲冲",其实意指如厕前后都应该洗手,使用风趣的语言帮助加深印象。

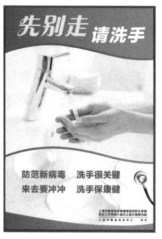

图5-1 《先别走,请洗手》海报

图片元素的使用在海报中也很重要,同时合适的颜色表达出细微的情感。仍然以上图为例,在上图中,考虑到海报主要是提醒使用厕所后及时洗手,有助于做好个人防护,因此,使用了流动水洗手的图片,并在水池边有肥皂,这在一定程度上提醒观看海报的市民:用肥皂、流动水洗手。在设计上使用了蓝色偏绿的色调，一方面是水的颜色是蓝色，另一方面希望用洗手帮助守护健康，而健康是绿色。

此外，一系列的健康提示会更加具有冲击力，能够用相似的风格、不同的色彩等给予观众视觉的冲击。

3. 报纸

快节奏导致了越来越多的人对于报纸是浏览式阅读，只有碰到自己感兴趣的内容才会关注。因此，使用报纸进行健康传播材料发布时，要注意标题的草拟，注重标题美感，选择与读者心理、读者健康利益密切相关的内容进行编写。

4. 视频

俗话说"百闻不如一见""耳听为虚、眼见为实"，视频可以传达空间深度、动作要求等直接的视觉信息，合适准确的内容脚本才能表达正确的健康教育知识和理念。在突发公共卫生事件处置中会有海量的健康信息内容。让视频引起关注，需要注意视频最好不要面面俱到，尽量短小精悍，选择一个小切口讲清楚一个问题即可，因为视频时间太长不利于传播。

娱乐和社交化是新媒体用户的普遍特征，视频想要成为黑马，必须风格活泼、轻松直观，且内容和形式有趣。因此在设计时可以考虑用故事、音乐、场景等将内容串联起来。如，《上海市民健康公约》就分别制作了 rap 风格的 MV 用于宣传，rap 风格一下就引发了年轻人的兴趣，他们积极转发并践行。

利用视频传递健康信息，其目的是教会人们怎么做。画面形象要具体准确，不能似是而非，然后具体操作内容要进行一一描述，关键是可以看得懂、内容可操作。同时，注意把握节奏，避免节奏过快或者过慢，节奏过快容易导致受众的思维知识跟不上知识讲解的节奏，节奏过慢，则受众容易视觉疲劳、降低学习兴趣。

5. 新闻发布会

在新闻发布环节设计健康信息发布，实现了信息公开透明、及时关注和回应公众舆论的一致性，更有助于缓解市民焦虑、保持社会稳定、提升市民健康素养。

根据突发公共卫生事件处置的不同阶段、不同侧重点，把握重大时间节点，关注社会热点，及时做好信息发布、回应民情，让公众更明确掌握和了解相关举措,了解健康保障进展,及时满足市民的健康需求,有助于稳定民心,安定情绪。很多恐慌的产生,是由公众获得信息不科学、不完整造成的。权威信息的公开和透明,是人心的最好稳定器,也是谣言的最好消毒剂。

把健康科普与信息公开、新闻发布同部署、同推进,让市民有更多的知情权、参与权,有助于不断提升自我防护意识和能力。新闻发布以硬核信息能够收获市民满满信任感,给予市民健康获得感,广大市民可以从新闻发布会得到最关心的信息,积极引导健康行为和措施。

6. 新媒体发布

微博、微信、博客,是新媒体时代的产物。充分利用新媒体网络,同频发声,各取所长,多点开花,可以形成新媒体科普传播媒体矩阵,有效的促进健康科普的全方位、全覆盖。

传播健康信息要遵循有温度和有价值的原则,弄清楚目标受众是谁、谁在读、喜欢什么、需要什么,尽量提供一看就懂、一学就会、一点就通、一用就灵的实用科普,想方设法地黏住受众。在实际过程当中重点把握热点话题,选择一个好的标题。

一个好的策划能够引发粉丝的关注和互动,而突发公共卫生事件处置中的市民健康行为要求明确,行为之间需要共同支持,因此,开展系列连载有助于固定粉丝,形成或者扩大"追剧"心理。

从传播学的角度讲,图片材料具有易读性强,趣味性高,吸引力和感染力强的特点。图片材料运用了文字、数据、图形等元素,可以将复杂的信息通过简单的方式呈现,能够传播更多的信息,而图片展示化的文字信息形式更加活泼,便于公众对信息的理解。

如果仅仅在一个平台上播放,健康传播材料发布的效力没有发挥到最大,因此,多数健康传播材料内容在推文的基础上还相继开发相关的音频、微视频等,或者发布统稿、纳入相关健康科普信息材料等,利用传统媒体、新媒体及大型健康传播活动,形成全媒体健康科普知识发布与传播,扩大传播效应。

7. 其他

使用政务号码向市民利用短信发布健康信息可以短时间内快速覆盖大量人群,政府部门的群发短信可以引导舆论,最大限度地压缩谣言传播,引导公众树立正确的健康观念,缓解群众的紧张心理,消除不必要的恐慌。但是由于短信字数受限,因此,短信内容编辑对文字要求较高,在编写过程中结合了中文押韵、对比等修辞手法,使短信更加具有可读性。

很多口号或者标语简单好记、朗朗上口,如"洗手≠矫情""分餐≠疏远"等等,也在传播健康信息,能够发挥重要作用。

第六章

健康传播材料发布的评估

评估是传播材料发布和使用期间必不可少的环节,也是重要的质量控制和有效的管理手段,应贯穿于传播材料发布实施的全过程。健康传播材料形成后,评估主要分为过程评价和效果评价。参与评价方最好不是发布活动的组织方,应尽可能邀请第三方机构开展,以利于评价结果的公正性。

第一节 健康传播材料发布的过程评价

一、过程评价的内容

在前期完成对设计制作过程、传播材料实用性与可操作性,以及生产质量的评估,并完成传播材料制作后,涉及传播材料正式发布的过程评价,其主要内容包括:传播材料发布计划的实施进度、开展活动的数量及所消耗的资源;传播材料的发布形式和渠道是否恰当,是否依据发布计划执行;发布的实际进程是否契合原定时间表;信息是否得到合理且有效地传播;材料是否分发至目标受众,发放数量是否准确,覆盖人群的规模有多大等。

(一)针对发布活动的评价内容
包括并不限于如下。

（1）发布计划中所使用发布形式和渠道的适宜性。

（2）发布计划的实施程度如何？是否做过调整？为什么调整？是如何调整的？

（3）发布材料的分发总量，每个渠道的分发数量。

（4）目标受众获得的传播材料数量。

（5）传播材料分发的进度。

（二）针对目标受众的评价内容

包括并不限于如下。

（1）目标受众对传播材料的接触（暴露）情况，哪些个体参与了健康传播材料的发布活动？

（2）目标受众对传播材料的反应如何？是否满意并接受这些内容？是用什么方法了解目标受众的反应的？

（三）发布组织方的评价内容

包括并不限于如下。

（1）发布组织方涉及的范围？是否涉及政府参与？具体与政府的哪些部门有关？是否需要对参与的组织方进行调整，该如何调整？

（2）各组织方所承担的工作职责是否明确？

（3）各组织间是如何沟通的？他们参与项目的程度和决策力量如何？

（4）如有合作单位参与，对活动宣传、推广以及其他外联工作的效力和社会影响力如何？

（5）是否建立了完整的信息反馈机制？项目执行档案、资料的完整性、准确性如何？

（6）发布项目资助方是否提供足够的时间和资金？项目资源的消耗情况是否与计划相一致？支出是否遵循预算？不一致的原因是什么？

（四）针对外环境的评价内容

包括并不限于如下。

（1）在发布活动执行过程中有无政策环境方面的变化？这些变化对项目有什么样的影响？

（2）组织方是否在发布前考虑到这些因素的影响？

通过上述评价内容可以看到,过程评价关键在于着重关注发布活动按计划数量和质量执行的有效性,包括根据实际情况及时做出的变更和调整,这样才能有效保障活动目标的实现。

二、过程评价指标

（一）发布计划的执行率

发布计划执行率＝（某时段已执行发布活动内容数/某时段计划执行发布活动内容数）×100％

（二）发布活动人群覆盖率

发布活动人群覆盖率＝（参与某种发布活动的人数/目标受众总人数）×100％

（三）发布活动暴露率

发布活动暴露率＝（实际参与发布活动人数/应参与该发布活动的人数）×100％

（四）目标受众满意度

目标受众对健康传播项目执行情况的满意度一般从以下4个方面评估。

（1）对发布材料内容的满意度,如材料内容是否符合自身的实际需要,是否对今后养成健康生活方式,改善健康状况有所帮助等。

（2）对发布活动形式的满意度,包括对已执行活动形式的满意程度,对未来活动的建议等。

（3）对发布组织方的满意度,如活动从时间安排上是否方便目标受众参与,活动地点的交通是否方便,服务设施是否充足,材料的发放途径是否合适,活动是否属于公益性等。

（4）对发布现场环境的满意度，如发布活动现场的氛围营造是否令目标受众心情舒畅，对项目工作人员态度、可接近性的满意度，参与者彼此相处的关系是否满意等。

（五）资源使用进度指标

1. 活动费用使用率

活动费用使用率＝（某项发布活动的实际费用/该项发布活动的预算费用）×100%

2. 年度费用使用率（适于分步实施的发布活动）

年度费用使用率＝（某年度发布活动实际费用/该年度发布活动预算费用）×100%

3. 费用进度比

费用进度比指的是项目实施到一定阶段时，费用使用情况与项目活动执行情况的比较。

费用进度比＝费用使用率/活动执行率

――― 案例分享 1 ―――

某单位委托第三方评估机构对折页、健康教育处方、海报、宣教视频等各类材料在全市医疗机构门诊健康教育的使用情况进行评价。

主要调查采取观察法进行。

（1）了解现场张贴和摆放健康教育宣传海报、易拉宝等主题内容、数量及判断是否在醒目位置，观察 10～15 分钟，统计门诊平均人流量和现场驻足观看人数。

（2）健康教育资料架上摆放的宣传资料的种类及数量，是否与本诊疗区域诊治的疾病相关，观察 10～15 分钟，统计门诊平均人流量和现场取阅人数。

（3）就诊时间内滚动播放的健康科普宣传片的电视屏或 LED 显示屏的数量，判断是否与诊疗区功能相关，观察 20～30 分钟，统计门诊平均人流量和现场停留观看人数。

调查员对于医疗机构现场所见的各类健康教育形式进行记录和拍照，并将照片名称进行对应标注，标注地点和照片所显示的内容，以便后期整理和核查。此外，调查员还采取拦截法，在受访医疗机构对患者就诊时是否方便获取和携带健康教育资料进行满意度调查。根据现场观察和患者满意度调查获取的数据，计算发布活动人群的覆盖率、发布活动暴露率、目标受众满意度等相关指标结果，最后对健康传播材料发布情况进行评价。

（六）发布活动执行的自评分

组织方对自身执行发布活动质量的程度进行评分。可用百分制评分，也可采用严重不符合、不符合、基本符合、符合、完全符合的 Likert 5 级评分标准对活动进行测评。

—— 案例分享 2 ——

某中心委托第三方专业机构利用现场观察的方式，对健康传播，合理用药，科学就医绘画本发布会现场活动人财物的先期准备情况，环境布置、氛围营造情况，活动内容执行质量，主持人发布人及相关人员的发言等投入情况，媒体的现场采访报道情况以及参与现场活动受众人群的满意度情况，对整个发布会进行逐项评分，评价该发布会活动的质量。

三、过程评价的方法

健康传播材料发布的过程评价同设计、制作过程一样，主要是以监测健康传播材料项目是否按照预计的发布方案或计划有效地贯彻执行为目的，同时，对执行的效率进行测量。其主要内容包括监控活动、人员、预算、问题解决、评估目标受众满意度、修改计划和进一步执行。

过程评价可以通过查阅档案或跟踪资料、目标受众调查和现场观察三种途径完成。

（一）查阅档案和跟踪记录活动

查阅档案记录通常是对以往活动资料的翻阅，属于回顾性，通过对比发布计划来评价过程的数量和质量，例如检查传播材料发放、分配情况记录了解材料通过什么渠道下发，方法的范围和数量，发放过程中有无产生积压情况；检查资金的使用记录和询价调查了解经费的使用是否与计划相符，经费是否合理等；通过检查活动现场记录及参加现场发布活动项目的组织、目标受众以及新闻媒体的数量，了解现场的处理反馈情况、各方的配合度等等。

（二）现场受众调查

现场受众的调查例如通过让受众填写反馈表、快速评估表来了解他们对于所发布内容的反映，对参加发布活动的满意程度以及现场阅读材料后的认可程度、理解程度。

（三）现场观察

现场观察用于现场发布活动的评价，如跟进材料信息传播者以检查他们的准备情况、投入程度、吸引力，观察活动现场目标受众的参与度和反应，发布后多少目标单位张贴、摆放、使用这种传播材料，多少目标人群使用这种传播材料，位置是否合适，分发是否合理，张贴后或播放时多少人观看或收听等。

第二节　健康传播材料发布的效果评价

健康传播材料发布是健康信息实现传播活动目标的"最后一公里"，对其进行效果评价是评估传播材料发布后所引起的受众反应乃至社会效应。一方面能够了解传播目标实现的情况，另一方面也是为后续的材料设计制作工作提供借鉴和经验。获得令人满意的信息传播效果是发布健康传播材料的首要目标。作为健康教育专业人员应该掌握健康传播材料发布的效果评价技术,并且能够在实际工作中加以使用。另外,效果评价可以提供项目成功或者需要额外资源的证据,也能带动原本不支持传播活动的组织机构今后理解和支持这些活动。

一、效果评价的内容

信息发布效果是受众通过健康传播材料发布所获得的信息情况,包括对关键信息的接受程度、理解程度、记忆程度,信息对改变信念、态度和行为产生的影响等。针对这几方面进行评价,即能对健康传播材料的信息发布效果得出结论。

(一) 信息的传播效果

指目标受众对传播材料的接受度,如认可程度、关注程度,其中最为重要的是绝大多数目标人群对传播材料的可记忆程度、可理解程度、适合阅读程度、指导性以及再次传播(推荐给别人)的可能性等。

作为传播者,我们希望受众不仅能够理解信息而且能够记忆信息,这样才能产生更好的效果。传播效果评价可以通过小组访谈、个人访谈、问卷调查等方式了解目标人群接受了多少关键的信息,理解了多少信息,记忆了多少信息。此外,也可以通过询问电话咨询的致电者、电视广播节目受众调查、纸媒的读者调查等方式来完成。

(二) 传播材料对受众的影响评价

1. 受众知识和认知的提高

知识的提高、认知的改变是传播效果的最低层次,传播材料通常较容易达到此方面效果。同时,这方面的评价也相对较容易进行。

2. 受众态度、信念的转变

受众在接收传播信息后会产生态度和信念的改变,这是传播效果的中间层次,但是也有些传播材料以此为最终传播目标。知识和认知及态度、信念的变化可以通过对目标受众抽样,以人群调查的方法实现。

3. 受众行为的改变

传播材料引起受众采取行动是健康传播效果的最高层次。受传者接受健康信息后，在知识增加、健康信念认同、态度转变的基础上，改变其原有的不利于健康的行为和生活方式，采取有利于健康的行为和生活方式，并提高生活质量，这是健康传播的最终目的。只有实现了这一效果，才能真正改变人的健康状况。但是通常来讲，行为改变受诸多因素的影响，而且适用人群行为的调查方法和测量工具极其有限。诸如一些常规的问卷定量调查准确性不够好，观察法需要耗费大量的人力、财力和物力。因此，评价发布的传播材料对受众行为所起到的作用非常困难。

二、健康传播材料发布的效果评价指标

可采用以下指标评价健康传播材料发布的传播效果。

（一）针对受众的效果指标

1. 核心信息总知晓率

核心信息总知晓率是反映调查对象对核心信息整体掌握情况的唯一敏感指标。

核心信息总知晓率的计算方法如下。

核心信息总知晓率＝全部有效问卷中回答正确的核心信息总数／（每份问卷中核心信息条目数×有效问卷总数）×100％

2. 单条核心信息知晓率

单条核心信息知晓率反映调查对象对单条核心信息的掌握情况。

单条核心信息知晓率＝全部有效问卷中回答正确的某一条核心信息总数／有效问卷总数×100％

3. 核心信息知晓合格率

核心信息知晓合格率是人为设定一个合格线，如知晓多少条核心信息为合格，达到这个线的合格问卷数占总的有效问卷数的百分比。

核心信息知晓合格率＝达到"合格"标准的有效问卷数／有效问卷总数

$\times 100\%$

4. 信息针对/实用率

信息针对/实用率反映针对目标受众解决实际问题的信息占全部信息的百分比。

信息针对/实用率＝有效问卷中"有针对性/实用"的信息总数／(每份问卷中核心信息条目数×有效问卷总数)×100%

5. 态度改变率

态度改变率反映传播材料的信息对目标受众的态度影响。

态度改变率＝(受众中在材料的影响下发生态度积极转变的人数/材料暴露的总人数)×100%

6. 行为意向或行为改变率

行为意向或行为改变率反映传播材料的信息对目标受众的行为意向乃至行为的影响。

行为意向或行为改变率＝(受众中在材料的影响下发生行为转变/行为意向发生转变的人数/材料暴露的总人数)×100%

(二) 针对信息传播效果的评价指标

信息效果分为受众的认可程度、关注程度、可记忆程度、可理解程度、适合阅读程度及再传播程度等方面,各按5个档次进行分级打分,一到五级分别为很好、较好、中等(一般)、较差、很差。

—— 案例分享 3 ——

某单位在各类病种的《健康教育处方》传播材料发布后,对使用该材料的医院的患者做了材料发布效果的问卷调查。

主要调查内容包括如下。

(1) 制作的宣传材料是否能接受?

(2) 内容是否能看明白?

(3) 理解了其中多少内容?

(4) 对您治疗/防病是否有帮助?

（5）总体是否满意？

（6）是否会向病友或家人等推荐？

用获得的结果结合相应标准对健康传播材料发布使用的效果指标进行评分。

——— 案例分享 4 ———

某单位针对发布《糖尿病防治手册》绘画本的传播效果组织了小组或个人深入访谈。访谈主要包括以下内容和问题。

可记忆程度：看完后，请您说说您记得哪些内容？

适合阅读程度：您觉得这份材料适合您阅读或观看吗？哪些地方您不能理解？

关注与可理解程度：您喜欢这份材料吗，您喜欢材料中的主角吗，这份材料吸引您吗，材料中介绍的活动会吸引您参加这个活动吗，材料中的×××让您感受到……问题的重要性吗？您对这个问题了解多少，您有应对这个问题的信心吗？

可接受（认可）程度：您喜欢材料的版面设计吗？您喜欢材料的图文比例吗？您喜欢材料的字体字型吗？您喜欢材料的尺寸大小吗？您喜欢材料的色彩吗？您喜欢材料内容的信息量适当吗？

插图品质：您觉得这个插图有必要吗？是否符合主题或是帮助您理解主题？

再传播程度：您觉得这份材料内容适用吗？您会将这份材料介绍给其他人吗？

指导性：您会依照材料上所教的去做吗？

以上访谈的结果同样也可以用分级打分的方法对材料信息传播效果进行评价。

第三节　新媒体健康传播材料发布的效果评价

新媒体是在新的技术(计算机、网络、无线传播等)支撑下出现的媒体形态。其传播模式超越了传统媒体一对多、点对面的模式。具有全时、全域、全民、全速、全媒体、全渠道、全互动等传播特征。目前使用较多的有网站、微信和微博等新媒体传播工具。使用新媒体工具发布的传播材料因其传播途径、表现形式、传播重点、目标受众等有所不同,因此在对它的内容和传播效果进行评价也是各有侧重。针对新媒体传播材料发布的效果评价应使用有别于传统媒体的传播技术手段进行评价。其目的是检验传播材料实现的传播效果如何,并发现传播材料中存在的问题和有待改进之处,及时对后续的传播材料进行修改调整,更有效地向公众传播健康知识。

新媒体健康传播材料发布的效果评价,可采用以下两种方法进行,互为补充,获得更科学的评估结果。

一、定量统计

定量统计是对新媒体健康传播材料的基础传播数据进行统计,应使用新媒体数据传播的指标体系对材料发布后的传播范围、覆盖人数、影响力等进行统计,主要适用数据指标如下。

(一) 阅读数

阅读数直观反映了受众接收材料信息的数量,目前普遍使用的微信、微博、手机 APP 等工具,均可通过前台或管理员后台来查看传播材料发布后的阅读数。

(二) 点赞数

与阅读相比,目标受众对传播材料的点赞与转发行为,反映了受众主动参与健康传播材料发布的评估。点赞数和转发数越高,说明传播材料与目标受众的互动性越强,也说明这些信息对目标受众产生了影响。同样,点赞数的统计同样可以通过微信、微博、手机 APP 前台或管理员后台进行查阅。

除了对目标受众的点赞数进行统计外,还可以对目标受众的评论内容进行统计分析,从中发现他们对发布的健康传播材料所持的意见、态度、提出的建议等,从而为进一步完善材料提供参考依据。

(三) 转发数

目标受众主动对发布的健康传播材料进行转发,说明发布的信息对目标受众有价值和再传播的意义,有助于扩大发布材料的影响。因此,转发数也是对新媒体健康传播材料传播效果进行评估的重要评价指标。

在对转发数进行统计时,需要对用户量/粉丝量/下载量超过 10 万的微信公众号、微博、手机 APP 等进行格外地关注,如它们对发布的健康传播材料进行了转发,在某种程度上说明,材料的影响范围将更加广泛,产生的传播效果也会更佳。

(四) 阅读率

阅读率大致反映了微信公众号订阅人数、微博粉丝和手机 APP 用户中阅读信息人数的占比情况,并能够从中推算出微信、微博、手机 APP 的活跃用户数量和发布的健康传播材料的大致影响范围。

阅读率的计算公式如下:

$$阅读率 = 阅读数 / 用户数 \times 100\%$$

用户数是注册新媒体平台的用户数量,仅能从该新媒体平台的管理后台获取相应数据。

(五) 点赞率

点赞率反映的是阅读用户参与材料评估的情况,点赞率越高,说明用户的参与度越高,对用户的影响力越大。计算点赞率可使用如下公式:

$$点赞率＝点赞数／阅读数×100\%$$

（六）转发率

转发率反映了用户主动分享的意愿,转发率越高说明发布材料的传播效果越好,影响范围越大。计算转发率可使用如下公式:

$$转发率＝转发数／阅读数×100\%$$

针对某个已发布的健康传播材料,其在微信公众号、微博和手机 APP 用户的阅读率、点赞率和转发率越高,说明该健康传播材料在新媒体平台发布后产生的传播效果越好。

二、问卷调查

问卷调查法是传播效果研究最常用的方法之一,一方面能够对信息发布后产生的效果进行评估,另一方面也能够对受众接收信息的意见和建议进行收集,从而为今后类似信息的传播提供参考和借鉴。

通过问卷调查法对发布新媒体健康传播材料的效果进行评价,可参照常规的定量调查方法制作问卷。在调查问卷的发放途径方面,新媒体与传统媒体有着截然不同的渠道和独到的优势,即通过运用新媒体平台的特性来开展问卷调查可以节省大量的人、财、物的消耗,尤其是省去了现场和录入步骤。

新媒体健康传播材料的调查问卷发放,建议可作为材料的一部分,附在文章最后,或使用当前较为流行的 H5 制作平台在移动端页面增设调查问卷,与材料同时推送,让目标受众能够在阅读/收听/收看材料,或体验材料的互动功能后,及时地反馈有针对性的意见和建议,以便对后续的材料内容、表现形式等进行修订。

需注意,如果通过上述途径发放问卷,要对问卷的长度和内容进行严格的控制和认真的筛选,以符合受众的接收习惯,在正文阅读/收听/收看完成后还能够把问卷做完。

—— 案例分享5 ——

某中心委托第三方新媒体专业评估机构于2020年对某市148家二、三级医疗机构官方认证的微信公众号(订阅号和服务号)平台上发布的健康传播材料运用"新媒体健康教育影响力指数"的测评方法,采集其在微信平台的发布情况及阅读、在看等表征客观影响力的各项指标数据,根据新媒体影响力指数值进行效果评价。其结果如下:

在监测的90天内,全市二、三级医疗机构健康微信公众号的健康科普类文章共收获阅读总量达6 636 851,平均单个账号阅读量近51 052.70,平均单篇文章约3 367.25。在看量方面,累计总量达803 809平均单个账号近6 183.15的在看量,平均单篇文章有近407.82个在看量。

1. 阅读量

从类别上来看,三级医院的健康科普类文章共收获阅读量6 308 384,平均单个账号阅读量近114 698,平均单篇文章约4 894.01;二级医院的健康科普类文章共收获阅读量328 467,平均单个账号阅读量近4 380,平均单篇文章达481.62。无论是平均单个账号还是平均单篇文章,三级医院的影响力远超于二级医院。

通过标准差分析,相较于二级医院,三级医院类内阅读量成绩差距较大(总阅读量标准差是208 320;平均阅读量标准差是920),二级医院阅读量标准差是7 251;平均阅读量标准差48。

无论是总阅读量还是平均阅读量,上榜前十强的均是三级医院类。

2. 在看量

从类别上来看,三级医院的健康科普类文章共收获在看量29 095,平均单个账号在看量近251,平均单篇文章约22.57;二级医院的健康科普类文章共收获在看量3 573,平均单个账号在看量近47.64,平均单篇文章达5.24。从两个平均指标来看,三级医院都略胜一筹。

通过标准差分析,相较于二级医院,三级医院类内在看量成绩差距较大(总在看量标准差是920;平均在看量标准差是27.77),二级医院总在看量标准差是 93;平均在看量标准差 5.1。

无论是总在看量还是平均在看量,上榜前十强的均是三级医院类。

通过采集医院微信公众号科普文章的阅读量和在看量等指标数据,经计算所获得的新媒体影响力指数,反映出三级医院发布的新媒体健康传播材料有更好的传播效果。

—— 案例分享 6 ——

典型案例评估情况

某综合性医院官微发布的《一图读懂|肥胖危害知多少?》《一图读懂|你真的懂肥胖嘛～～》新媒体传播材料,因为可知的方便获得性(一图读懂),更容易让用户接受内容,两篇文章阅读量都在 1.7 万以上。某妇产科医院官微发布的《一个"巴掌宝宝"是怎么活下来的? 看完泪目了》材料释放出的评论数有 79 个,评论总点赞量达 690,平均每个评论收获近 10 个点赞。其次某综合性医院发布的《专家访谈|姚敏:不伤身体也能"冻死"脂肪细胞》,有 29 个评论数,点赞数有 310。两者都是较容易引发用户围观讨论的话题,前者触动用户内心,十分感人,后者与减肥瘦身话题相关,容易获得用户热议。

以上案例显示,评论数、点赞数等指标在用于评价新媒体健康传播材料传播效果方面同样具有重要意义。

第四节　新技术在健康传播材料发布效果评价中的应用

随着社会经济的发展,传统意义上的评价方式方法继续不断发展的同时,也有越来越多的新技术开始用于健康传播材料的效果评价,作为效果评价的有效补充。在这些技术中,眼动追踪技术运用相对较为普遍。

一、对眼动追踪技术的认识

阅读效果是评价健康传播材料发布效果的一项重要指标,包括前面谈到对材料的可记忆程度、可理解程度、适合阅读程度等方面。目前,除了利用小组访谈、个人访谈、问卷调查等一些传统的评价方法了解不同材料的阅读效果外,随着计算机科学技术的发展,电子和信息技术在视觉研究领域变得越来越重要和普及,已经开发出能够准确且精确评估认知过程的设备,使得眼动追踪技术在教育学、神经科学、眼科学、传播学等方面得到了广泛应用,其中也包括已被广泛应用于开展阅读效果评价。国内外一些研究人员已经尝试使用眼动追踪技术对已发布的健康传播材料进行效果评价。

眼动追踪是指测量我们眼球所在位置的精确度过程。这些测量均是由眼动仪来进行,记录眼球的位置和运动。眼动追踪的实现主要通过近红外光被导向眼睛的中心(瞳孔),在瞳孔和角膜(眼球的最外面的光学元件)中引起可检测的反射。这些反射与角膜和瞳孔之间形成一种矢量,它由红外摄像机进行跟踪,这是角膜反射的光学跟踪,称为瞳孔-角膜反射。这也是当前科研眼动仪器中常用的工作模式。

眼动追踪技术是心理学研究中的一种重要方法,研究者通过眼动仪记录眼球在观察文字、图片或视频时运动的轨迹,将实时记录的眼动数据与认知加工过程对应起来,借以推断大脑处理诸如注意、记忆、语言、问题解决和决策等无法直接观察的认知过程。眼动(eye movement,EM)测量提供了一种以高分辨率捕获认知过程的补充方法。眼动追踪技术提供了实时捕捉视觉行为信息并在短时间内获得注视位置的方法。近几年,这项技术已变得越来越精确并且易于使用,这项技术也一直延伸到各种领域中进行使用,如记忆、分类、序列学习、人脸识别;运动感觉、对象感觉和社会认知。研究表明,在阅读的过程中,大多数眼跳运动都是向前眼跳,即从已知区域跳向未知区域,但也有从已知区域跳回以前的已知区域,这种眼跳被称为回视,回视与阅读的东西有关,是注意力回到已知区域的表现,表明人们能够专注于特定的物体。在眼动研究中,视觉注视的位置和持续时间对于评价文本材料的阅读效果具有潜在的重要意义。

二、眼动技术的评价指标

眼动追踪指标主要分为统计分析指标和直观性指标。

统计分析指标包括注视点、回视次数、首次注视时间、总注视时间等评价指标。

（一）注视点（fixation）

注视点是感兴趣的基本输出量度，通常是最常用的术语之一。注视点能够显示眼睛正在看什么目标。如果您的眼动仪以1 000赫兹的采样率收集数据，在最终的数据中将获得每秒1 000个单独的采样点，也可以称为凝视点。如果一系列采样点非常接近——在时间和/或空间中，该凝视簇构成固定的注视点，表示眼睛正锁定在该目标上。固定注视点是视觉搜索中非常重要的指标之一。

（二）回视次数

回视次数（regression count）反映了参与者对之前信息的再加工过程，它提供了有关参与者将注视返回到由所定义的兴趣区的特定目标上的次数信息，这将允许研究人员检查哪些区域反复吸引着参与者（无论好坏）。

（三）首次注视时间

首次注视时间（first fixation time）是落在眼睛兴趣区上的第一个注视点的持续时间。首次注视时间是眼动指标中，时间上重要的参考指标之一，尤其在阅读研究中显得更为重要，它反映着眼球注视阅读时的词汇通达的早期特征。

（四）总注视时间

它不区分首次注视时间和第二次甚至多次加工时间，更多地指在兴趣区内或者是单个目标上的所有注视时间的总和，它反映的是总体时间上的加工信息。也就是总注视时间的长短也反映着认知加工过程的快慢。

直观性指标包括热点图和集簇图等。

以下是眼动追踪技术应用于健康传播材料评价的一项实验研究。

━━ 案例分享 7 ━━

1. 评价方法

实验运用眼动追踪技术针对已向公众发布的《"垃圾食品"是与非》纯文字、图文结合、纯图像三种类型的健康传播材料进行评价。纯文字材料内容为文字(图6-1)。图文结合材料内容文字、图片各占50%,文字和图片的内容不重复,并按照图文交替的方式排版(图6-2)。纯图像材料内容以图片为主(图6-3)。三种类型传播材料的知识点相同。将实验对象分为纯文字、图文结合、纯图像三组,分别进行测试。每组实验对象分别观看相关的实验材料,使用眼动仪记录相关数据。

"垃圾食品"的概念来源于英文中"Junk Food"的直译,指那些热量很高,而且热量主要来源于脂肪、糖和精制的碳水化合物的食品。在西方,"垃圾食品"最开始指汉堡包、薯条等,后来扩展到炸鸡及可乐等碳酸饮料。进入中国后,方便面、油条、烧烤、蜜饯等也被"光荣"归入了"垃圾食品"的行列。"垃圾食品"概念的出现,是因为生活水平提高以后出现了大量的肥胖人群,同时高血脂、高胆固醇、高血压、糖尿病、癌症等疾病的发病率明显上升,这些疾病的发生多是由于营养过剩。"垃圾食品"热量高,而优质蛋白质、膳食纤维和微量元素缺乏,被认为与这类疾病密切相关,在健康日益受到重视的今天,因而遭到人们的嫌弃。

图6-1　纯文字的传播材料

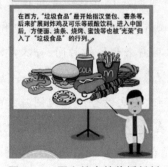

图6-2　图文结合的传播材料

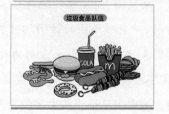

图6-3　纯图像的传播材料

2. 评价结果

(1) 眼动指标:结果显示,图文结合组的总注视时间(秒)和注视次数明显高于纯文字组和纯图片组,差异有统计学意义,表明图文结合组的注意维持和注意定向优于纯图片组,纯图片组的注意维持和注意定向优于纯文字组(表6-1)。

表6-1 不同呈现方式实验对象的眼动指标 $(\bar{X} \pm S)$

眼动指标	纯文字组	图文结合组	纯图片组	合计	F 值	P 值
总注视时间(s)	2.37±2.01	6.97±4.21	3.77±2.03	4.36±3.50	27.212	<0.001
平均注视时间(ms)	235.2±88.6	225.8±52.7	232.6±44.9	231.2±64.2	0.231	0.794
注视次数	10.00±7.75	28.83±15.26	15.95±7.86	18.21±13.38	33.166	<0.001

(2) 热点图:运用不同层次的颜色来显示实验对象在实验过程中的注视点数量或注视区域时间长短。注视点的数量很多或注视持续时间很长通常用红色表示,而注视点的数量较少或注视持续时间较短热点图上显示为绿色。热点图中红色区域表示集中注视区,颜色越深代表越受关注。

彩图1、彩图2、彩图3分别为纯文字组、图文结合组和纯图片组的热点图,显示图文结合的传播材料较纯文字和纯图片的传播材料更能吸引受试者的注意力。纯文字组的注视点在开始的部分有较高的集聚,随着内容的增加逐渐减少;图文结合组的注视点基本集中在文字部分,说明在辅以图画后,其中的文字更能吸引注意力,纯图片组的注视点基本集中在核心图画上,其他部分的注视点较少,表明单纯的图片,对实验对象的吸引力有限。

(3) 集簇图:能反映实验对象第一次观看兴趣区的时间、每次访问兴趣区的时长、对某兴趣区的访问总时长、注视点总时间、注视点个数等信息。

彩图4、彩图5、彩图6分别为纯文字组、图文结合组和纯图片组的集簇图,纯文字组和图文结合组的注视区域覆盖了绝大部分的图片内容,纯图片组的注视区域则明显小于纯文字组和图文结合组,表明纯图片的传播材料较纯文字和图文结合的传播材料注视点更为集中,更能引起实验对象的关注。

　　眼动追踪技术在传播材料发布中评价,可以帮助材料发布人员更快、更准确地了解和掌握受众对信息发布的评价,以便调整信息发布手段和形式,为下一步有效应对奠定基础。

参考文献主要

[1] 中国网络空间研究院. 中国互联网发展报告(2023)[M]. 北京:商务印书馆,2023.

[2] [德]乌尔里希·贝克. 风险社会:新的现代性之路[M]. 张文杰,何博闻,译. 南京:译林出版社,2018.

[3] 胡百精. 风险社会、对话主义与重建现代性:"非典"以来中国公共关系发展的语境与路径[J]. 国际新闻界,2013,35(5):6-15.

[4] 梅文慧. 信息发布与危机公关[M]. 北京:清华大学出版社,2013.

[5] 张自力. 健康传播学——身与心的交融[M]. 北京:北京大学出版社,2009。

[6] 李长宁. 健康传播材料制作与评价[M]. 北京:人民卫生出版社,2018.

[7] 聂静虹. 健康传播学[M]. 广州:中山大学出版社,2019.

[8] 李长宁,李杰. 新媒体健康传播[M]. 北京:中国协和医科大学出版社,2019.

[9] 田向阳. 健康传播理论与实用方法[M]. 北京:人民卫生出版社,2017.

[10] 李英华,李莉. 健康教育服务实施与评价指南[M]. 北京:北京大学医学出版社,2016.

[11] 蒋丽娟,王文艺,党姣. 从受传者的心理选择论健康传播致效的原则和策略[J]. 健康教育与健康促进,2009,4(2):54-56.

[12] 喻国明. 健康传播的舆情特点与常态分布——基于2016年国内食药安全热点事件的量化分析[J]. 新闻与写作,2018,(5):50-55.

［13］李珈瑶,庄囡.新媒体时代健康传播网络舆情应对策略分析［J］.中国医药
导报,2019,16(8):185－189.

［14］卢永,李长宁.新时期健康促进的策略与选择［J］.医学信息学杂志,2017,
38(1):2－6,16.

［15］梁婉萍,高钰琳.健康教育文本材料评估工具研究进展［J］.中国健康教育,
2020,36(2):171－174.

［16］界面新闻.美大众媒体仅受四成人信赖,它们为何失去了公信力? ［EB/
OL］.(2019－11－20)［2020－12－30］.https://baijiahao.baidu.com/s?
id＝1650686813398485617&wfr＝spider&for＝pc.

［17］ARPAN L M, ROSKOS-EWOLDSEN D R. Stealing thunder: Analysis
of the effects of proactive disclosure of crisis information ［J］. Public
Relations Review, 2005,31(3):425－433.

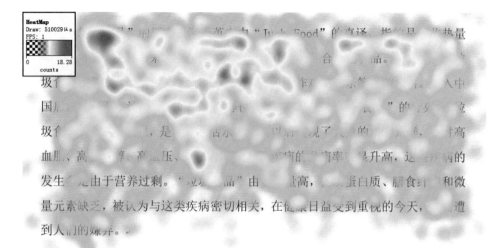

彩图 1　纯文字组眼动热点图

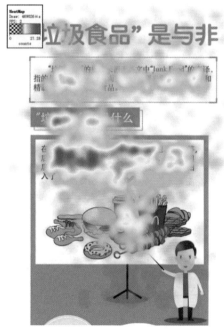

彩图 2　图文结合组眼动热点图

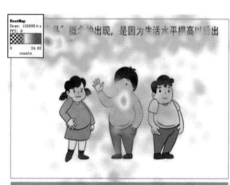
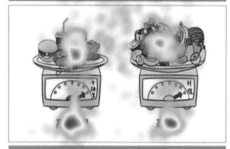

彩图 3　纯图片组眼动热点图

彩图 4　纯文字组眼动集簇图

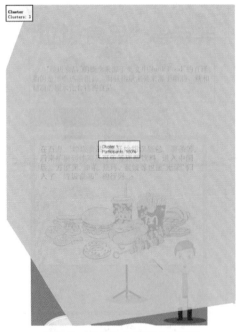

彩图 5　图文结合组眼动集簇图

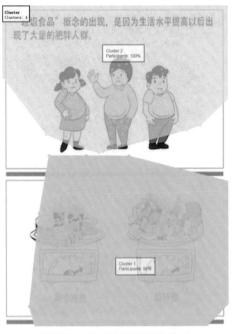

彩图 6　纯图片组眼动集簇图

图书在版编目(CIP)数据

健康传播材料发布/魏晓敏,金伟主编.--上海:复旦大学出版社,2025.3
(健康传播材料创作系列丛书)
ISBN 978-7-309-16432-9

Ⅰ.①健…　Ⅱ.①魏…②金…　Ⅲ.①健康-管理信息系统-中国　Ⅳ.①R194.3

中国版本图书馆 CIP 数据核字(2022)第 186920 号

健康传播材料发布
魏晓敏　金　伟　主编
责任编辑/方　晶

复旦大学出版社有限公司出版发行
上海市国权路 579 号　邮编:200433
网址:fupnet@ fudanpress.com　http://www.fudanpress.com
门市零售:86-21-65102580　团体订购:86-21-65104505
出版部电话:86-21-65642845
上海四维数字图文有限公司

开本 787 毫米×1092 毫米　1/16　印张 9.5　字数 150 千字
2025 年 3 月第 1 版
2025 年 3 月第 1 版第 1 次印刷

ISBN 978-7-309-16432-9/R·1973
定价:78.00 元